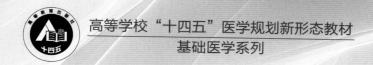

高等学校"十四五"医学规划新形态教材
基础医学系列

（供临床、基础、预防、护理、检验、口腔、药学等专业用）

医学形态学实验
（组织学与胚胎学分册）

Yixue Xingtaixue Shiyan

（第3版）

U0391067

主　编　孔　力　谢小薰

副主编　王秀丽　罗　彬　张　莉　杨利敏　周　爽

编　者（按姓氏拼音排序）

丁艳芳（大连医科大学）　　　　杜来玲（浙江树人学院）

葛盈盈（广西医科大学）　　　　耿世佳（内蒙古医科大学）

黄　河（中南大学湘雅医学院）　黄　铠（邵阳学院普爱医学院）

孔　力（大连医科大学）　　　　郎尉雅（齐齐哈尔医学院）

李海荣（山西医科大学）　　　　刘　渤（大连医科大学）

刘慧雯（哈尔滨医科大学）　　　罗　彬（广西医科大学）

马海英（大连医科大学）　　　　莫中成（桂林医学院）

任　翔（大连医科大学）　　　　王相玲（天津中医药大学）

王秀丽（大连医科大学）　　　　王忠华（沈阳医学院）

谢小薰（广西医科大学）　　　　杨利敏（大连大学医学院）

张　莉（锦州医科大学）　　　　张　敏（南方医科大学）

张庆梅（广西医科大学）　　　　赵　慧（吉林大学）

赵　敏（昆明医科大学）　　　　周　爽（同济大学医学院）

编写秘书　任　翔

中国教育出版传媒集团

高等教育出版社·北京

内容提要

　　本书包括组织学实验、胚胎学实验两部分。全书纸质内容与数字课程一体化设计，纸质教材中组织学微细结构的图片均是显微镜下实拍的彩色照片，部分组织、细胞超微结构可扫描二维码观看切片解读和观察电镜照片，胚胎学实验内容配有国内医学院校通用的胚胎模型照片；数字课程涵盖了导学微课、数字切片和图片、切片解读、模型讲解、教学PPT、图片自测、知识拓展等资源，利于学生自主学习，提高教学质量。

　　本书适用于高等学校临床、基础、预防、护理、检验、口腔、药学等专业的学生，也可供临床医务工作者和医学研究人员参考使用。

图书在版编目（CIP）数据

医学形态学实验．组织学与胚胎学分册／孔力，谢小薰主编．－－3版．－－北京：高等教育出版社，2024.6
　　ISBN 978-7-04-062157-0

Ⅰ．①医… Ⅱ．①孔…②谢… Ⅲ．①人体形态学－实验－高等学校－教材②人体组织学－高等学校－教材③人体胚胎学－高等学校－教材 Ⅳ．① R32-33

中国国家版本馆 CIP 数据核字（2024）第 094432 号

策划编辑　尹　璐　　　责任编辑　尹　璐　　　封面设计　张　楠　　　责任印制　高　峰

出版发行	高等教育出版社	网　址	http://www.hep.edu.cn
社　址	北京市西城区德外大街4号		http://www.hep.com.cn
邮政编码	100120	网上订购	http://www.hepmall.com.cn
印　刷	天津市银博印刷集团有限公司		http://www.hepmall.com
开　本	889mm×1194mm　1/16		http://www.hepmall.cn
印　张	10.5	版　次	2015 年 7 月第 1 版 2024 年 6 月第 3 版
字　数	285 千字		
购书热线	010-58581118	印　次	2024 年 6 月第 1 次印刷
咨询电话	400-810-0598	定　价	42.00元

本书如有缺页、倒页、脱页等质量问题，请到所购图书销售部门联系调换
物料号　62157-00

新形态教材·数字课程（基础版）

医学形态学实验
（组织学与胚胎学分册）
（第3版）

主编　孔　力　谢小薰

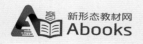

新形态教材网
Abooks

关于我们 ｜ 联系我们　　　　登录/注册

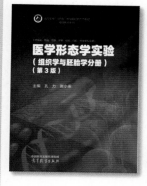

医学形态学实验
（组织学与胚胎学分册）
（第3版）

孔力　谢小薰

开始学习　　收藏

　　医学形态学实验（组织学与胚胎学分册）（第3版）数字课程与纸质内容一体化设计，紧密配合。数字课程资源包括导学微课、数字切片和图片、切片解读、模型讲解、教学 PPT、图片自测、知识拓展等，丰富了知识的呈现形式，在提升学习效果的同时，为读者提供思维与探索的空间。

http://abooks.hep.com.cn/62157

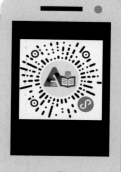

医学形态学实验（组织学与胚胎学分册）（第3版）数字课程编委会

主　编 刘　渤　张庆梅

副主编 任　翔　包翠芬　黄　河　李海荣　张　敏

编　者（按姓氏拼音排序）

白生宾（新疆医科大学）	包翠芬（锦州医科大学）
崔珈衔（内蒙古医科大学）	丁艳芳（大连医科大学）
郭　琨（昆明医科大学）	郭丽娜（大连医科大学）
郎尉雅（齐齐哈尔医学院）	李海荣（山西医科大学）
李美秀立（邵阳学院普爱医学院）	林永达（广西医科大学）
刘　渤（大连医科大学）	刘　超（大连大学医学院）
马步国（广西医科大学）	马海英（大连医科大学）
任　翔（大连医科大学）	王明琦（大连医科大学）
王妮娜（宁夏医科大学）	王忠华（沈阳医学院）
尹　悦（桂林医学院）	张　敏（南方医科大学）
赵　慧（吉林大学）	赵文婧（广西医科大学）
周　爽（同济大学医学院）	

编写秘书 任　翔

前　言

为深入贯彻"全国教育工作会议"精神，深入推进教育数字化战略行动，促进高水平的教材建设，实现优质教学资源的共建共享，高等教育出版社组织高校基础医学领域专家教授启动高等学校"十四五"医学规划新形态教材基础医学系列再版工作。

《医学形态学实验（组织学与胚胎学分册）》第3版是针对组织学与胚胎学实验教学和学生自主学习的教材，在教材修订时，我们针对多所高等医学院校在教材第2版使用中提出的修改意见及建议，做了相应的调整和完善，最终由来自全国20所高等医学院校的老中青编委合作完成修订工作。第3版教材能更好地适应当前我国高等医学教育改革发展的形势，符合创新型、复合型医学人才培养的要求。第3版教材仍采用纸质教材＋数字课程的形式。纸质教材力求文字精练，重点突出，书中组织学微细结构的图片均是在显微镜下实拍的彩色照片，部分组织、细胞超微结构可扫描二维码观看电镜照片，胚胎学实验内容配有国内医学院校通用胚胎模型的照片；数字课程涵盖了导学微课、数字切片和图片、切片解读、模型讲解、教学PPT、图片自测、知识拓展等资源，与正文相关知识点对应的数字资源用二维码和🖰标出。数字资源真实、直观，实用性强，为学生自主学习、课后复习、参加数字标本考试创造便利条件。书中图片配有中、英文对照注释，有利于双语教学。同时，数字课程也为各高等医学院校构建了良好的教学交流和资源共享平台。

本教材在编写时注重传承创新，充分体现思想性、科学性、先进性、启发性、实用性，以科学唯物主义的观点认识和理解生命个体的发生和发育。由于编者的水平有限，虽认真努力，仍难免存在不足，敬请读者不吝赐教。希望通过大家的共同努力，内容能得以不断完善和提高，也期望本教材的出版能为形态学学科的发展起到推进作用。

孔　力　谢小薰

2024年2月

目　录

第一章

绪论

关键词

组织学（histology） 胚胎学（embryology） 石蜡切片（paraffin section）
HE 染色技术（HE staining technology） 组织化学技术（histochemistry technology）
光学显微镜（light microscope） 电子显微镜（electron microscope） 胚胎模
型（embryonic model）

　　组织学（histology）是研究机体微细结构及其相关功能的科学，胚胎学（embryology）是研究个体发生过程中组织结构变化和发育规律的科学。组织学与胚胎学实验课的学习是以学生观察切片标本（包括显微镜下观察与数字切片阅读）及辨认模型为主，以教师示教、观看录像等方式为辅，通过验证人体组织器官的微细结构及胚胎发生过程中器官结构变化规律的理论知识，加深学生对内容的理解和记忆，培养其辨认组织细胞正常结构的能力。

 导学微课（第一章）

一、目的和要求

1. 熟悉光学显微镜的结构、操作及保养。
2. 掌握石蜡切片制作与苏木精-伊红（HE）染色的基本原理及过程。
3. 了解透射电子显微镜的基本原理及超薄切片标本的制作过程。
4. 了解几种组织化学方法及反应原理。

二、组织学与胚胎学实验的学习目的

1. 培养科学思维方法和独立分析问题、解决问题的能力。
2. 学习观察组织切片、阅读数字切片和辨认胚胎模型的基本方法。
3. 熟练掌握光学显微镜的正确使用与维护方法。
4. 通过对具体标本的观察，验证某些讲授过的内容，加深巩固理论知识。
5. 正确而熟练地在光学显微镜下识别主要器官的微细结构，掌握功能相关的细胞、组织和器官的一般结构规律及各自的结构特征，通过辨认、比较、综合分析，能够正确鉴别，进一步了解其结构与功能的关系。从立体和动态发展的角度，熟悉胚胎发生的形态变化过程。
6. 具有一定的绘图及描述微细结构的能力。对于重点组织和器官，用简单的线条画出镜下所见，正确描绘它们的结构特征。

三、组织学与胚胎学实验的学习方法

数字切片 1-1
光学显微镜

（一）正确使用光学显微镜观察组织切片标本

1. 光学显微镜的结构　光学显微镜由光学部分和机械部分组成（图 1-1）。

（1）光学部分

1）光源：分为电光源或自然光源。

2）聚光器及孔径光阑：用于调节视野亮度。

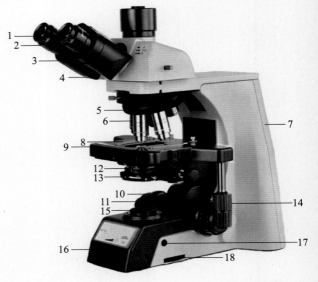

图 1-1　光学显微镜（light microscope）
1. 目镜（eyepiece）；2. 视度调节器（oxyopter adjustor）；3. 目镜筒调节板（eyepiece sleeve regulating plate）；4. 双目镜筒（binocular cylinder）；5. 物镜转换器（revolving nosepiece）；6. 物镜（objective）；7. 镜臂（arm）；8. 标本夹（example clamp）；9. 载物台（stage）；10. 粗调旋钮（coarse adjustment knob）；11. 细调旋钮（fine adjustment knob）；12. 孔径光阑（aperture diaphragm）；13. 聚光器（condenser）；14. 标本夹移动旋钮（example clamp adjustment knob）；15. 光源（sources of light）；16. 镜座（base）；17. 电源开关（mains switch）；18. 光亮调节旋钮（lightness adjustment knob）

（2）机械部分

1）目镜：常规使用的目镜放大倍数为 10 倍。双筒显微镜的双目镜之一内含指针。

2）目镜附件：①目镜筒调节板及瞳孔间距标尺，用于调节目镜间距离，以适合自己的瞳孔间距。②视度调节器，若两眼屈光度不同，可调节视度调节环进行补偿，使双目物像均清晰。

3）物镜：常用的有低倍镜 4×、10×，高倍镜 40×，油镜 100×。

4）物镜转换器：用于不同放大倍数物镜的转换。

5）镜筒（观察筒）：其上端装有目镜，下端连接物镜转换器。

6）载物台（镜台）：是放置切片标本的部位，载物台中央有一圆形通光孔。

7）标本夹、标本夹移动旋钮：用于固定切片，调整观察视野。

8）粗调 / 细调旋钮：又称粗 / 细调节器，可以升降载物台或镜筒，用于聚焦。

9）镜臂（镜架）及镜座（底盘）：机械支架。

2. 光学显微镜的使用方法

（1）将显微镜置于操作者正前方，调节目镜筒调节板使目镜距离与自己两眼瞳距相等。用双手向前转动位于镜臂两侧的粗调旋钮使载物台下降（有的显微镜是使镜筒上升），然后转动物镜转换器，将低倍物镜旋至镜筒下方，对准载物台中央孔处。

（2）升高聚光器，开大光阑，调整反光镜，用凹面镜对准光源，使视野（即在目镜中所能看到的圆形区域）中的光线明亮均匀。若使用电光源显微镜，则插上电源，打开开关，调节至光亮度适合即可。

（3）调整坐姿，双眼观察，可见显微镜的视场内两个不完全重合的视场光斑，双手推移两目镜，使两光斑合二为一。

（4）取将要观察的切片标本，肉眼观察，了解该标本的大小、形状和染色。

（5）将切片标本平放固定在标本夹上，注意有盖玻片的一面朝上。移动推进器，将切片上组织标本的部位正对载物台中央孔，以便观察。

（6）转动粗调旋钮，在载物台侧面观察，低倍镜镜头与标本相距 0.5 cm 左右，再于目镜处观察，转动粗调旋钮使载物台慢慢下降，直至视野内物像清晰为止。如已见到物像但仍不清晰，则用细调旋钮调整。低倍镜主要用于观察组织、器官的基本结构，要注意观察标本的全貌。如欲对某一结构进行更细致的观察，则换用高倍镜。

（7）高倍镜使用方法：在低倍镜下将欲进一步观察的部分移至视野中央，旋转物镜转换器将高倍镜头（40×）转至镜台中央，再适当调节细调旋钮使物像清晰。

（8）油镜使用方法：在高倍镜观的基础上，将需要进一步放大观察的部位移至高倍镜视野中央，再移开高倍镜，取一滴香柏油，滴于盖玻片上。将油镜镜头正对载物台中央孔，微旋转细调旋钮至视野内组织结构清晰。

（9）观察的切片标本需要移动时，要注意切片中组织标本方位与镜像方位完全相反。注意二维标本像与其多维的关系。

3. 光学显微镜的使用及保养规则　使用显微镜时必须仔细、小心，养成正规操作的习惯，严格遵守使用规则。

（1）取出或放入显微镜时，应右手持镜臂，左手托镜座，使镜身保持平稳，轻拿轻放，以免碰撞。严禁一手提镜臂、镜身倾斜、前后摇摆等，防止目镜或反光镜脱落损坏。

（2）使用前后均要仔细检查，保持显微镜的清洁，显微镜上的各种配件不可随意取下或拆开，如有损坏要及时通报、做好记录，以便处理与维修。

（3）擦拭显微镜时，显微镜的金属部件应用绸布擦拭，光学部件应用擦镜纸擦拭。使用油镜观察完毕后，用擦镜纸擦去油镜镜头上的油，另换擦镜纸滴加二甲苯一滴，再朝一个方向将镜头擦拭干净。切勿转圈擦，以免磨损镜头。同时用该纸将切片上的油擦净。

（4）观察完毕后，取下切片标本，按编号放回标本保存盒内，叉开物镜镜头，先将显微镜光源关至最小，然后关掉电源开关，拔掉插头。若使用反光镜则使其置于垂直位置。检查显微镜无损坏后放入镜箱内。

（二）正确观察切片

1. 观察切片的步骤　养成严格按照肉眼、低倍镜、高倍镜、油镜的顺序系统观察切片标本的习惯。应重视低倍镜下的观察，了解组织切片的全貌、层次、部位关系；再用高倍镜观察局部的放大结构。注意养成从整体到局部、从一般到特殊的观察习惯。

2. 认真观察　观察切片前认真、详细了解实验课的教学内容，明确所观察切片的主要特征。

3. 认真练习　根据教材的内容及要求，熟练地应用光学显微镜，循序观察切片并做好记录。

（1）了解标本的名称、材料来源、染色方法。

（2）观察切片要深入、细致，先了解组织器官的一般结构，再抓住各自的特征；对类似组织器官要相互比较，重点的组织器官要多看、多辨。

4. 认真完成实验报告　实验报告的书写方式有两种：文字表述（描述）和绘图。

（1）文字表述：以文字的形式记录下用显微镜观察到的组织结构中比较典型的部分。描述时要求层次分明、书写工整、文字通顺。

数字切片 1-2
绘图记录格式

（2）绘图：详细观察切片，把标本中的典型部分按照镜下实物的形态结构和染色情况，以简单的线条图的方式记录下来。绘图时要注意各部分结构之间的比例及颜色。图中标线应平行，标注文字应工整，并注明标本名称、标本号、材料、染色方法、放大倍数、报告日期及报告人（图1-2）。切忌对照现成的附图或图谱临摹。

5. 观察切片标本时应注意的问题

（1）切片放置方向：载片在下，盖片在上。

（2）观察顺序：肉眼→低倍镜→高倍镜→油镜。

（3）重建三维：由于切片标本极薄，在视野中呈现二维的平面结构，而细胞、组织、器官本身都是三维的立体结构。因此，在观察切片标本时必须重建三维，使看到的平面结构回归到细胞、组织、器官的立体结构。同时要注意切面效应，即由于切片的部位和方向的不同，同一组织、器官可呈现不同的切面图像（图1-3）。

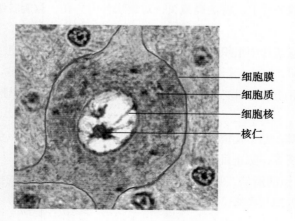

图1-2　绘图记录格式举例（example of drawing record format）

细胞膜
细胞质
细胞核
核仁

标本名称：*神经细胞 / 神经元*

标本号：× 号

材料：*脊髓*

染色方法：HE 染色

放大倍数：× 倍

报告日期：× × 年 × × 月 × × 日

报告人：× × 级 × × 专业 × × 班 × × ×

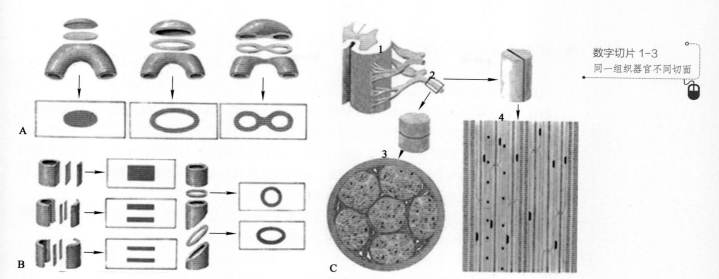

数字切片 1-3
同一组织器官不同切面

图 1-3 同一组织、器官不同切面图像（the image of different sections in the same tissue and organ）

A. 弓形管状结构不同方位切面图（curved vessel structure in directions of sectioning）　B. 直管状结构不同方位切面图（straight vessel structure in the directions of sectioning）　C. 脊神经纵、横切面图（cross and longitudinal section of spinal nerves）

1. 脊髓（spinal cord）；2. 脊神经（spinal nerve）；3. 横切面（cross section）；4. 纵切面（longitudinal section）

（4）对比观察：对类似的组织、器官要相互比较，找出特征结构。例如，骨骼肌和心肌均为横纹肌，观察时可根据细胞核所在部位不同的特点进行鉴别。

（5）组织结构与功能状态的关系：同一组织结构在不同的生理状态下会呈现出不同的形态。例如，腺体在其分泌过程中，其细胞结构会不断地发生变化。因此，在观察切片标本时要有动态的意识，这是理论与实际相联系的重要环节。

（6）人工假象：制作切片标本时，需经过复杂的技术过程，时常会产生一些对组织的损伤——人工假象，如上皮细胞部分脱落，组织间出现裂隙、刀痕、皱褶、染料残渣等。所以，观察切片时需要注意这些假象。

6. 胚胎学实验中应注意的问题　胚胎学实验教学常以模型作为辅助学习工具，研究个体发生和发展规律的动态变化过程。因此，学习中要注意以下几个方面。

（1）胚层来源：在胚体体形建立以前各时期模型中，常以黄色示内胚层，红色示中胚层，蓝色示外胚层。各系统、器官发生的模型除遵循上述原则外可略有变动，如以红、棕红、橘红等分别表示同一胚层分化而来的不同原基（器官）。

（2）动态变化：器官（结构）发生均经过由原始到完善、由简单到复杂的过程，故在不同时间内具有不同的外形、结构和位置的变化。因此，在学习时首先需了解胚胎发生的全过程，在此基础上重点掌握发生特点和规律。

（3）时间概念：首先了解器官发生或原基出现的先后顺序，再重点掌握发生时间。机体各器官发生有一定的先后规律，器官或原基出现次序不能颠倒。除重点器官发生或原基出现的时间需要掌握外，其余也需了解。

（4）循序渐进：先掌握器官发生中原基的名称，后追踪其胚层来源；先掌握器官发生过程中的形态、位置变化，后深入了解其组织结构演变的特征。

（5）器官发生过程中相互诱导的意义：例如，脊索的出现诱导外胚层细胞迁移形成神经板，继而形成神经管；前肾、中肾的重演诱导永久性后肾的形成。

四、组织学研究基本方法

组织学的研究方法很多，概括起来可分为两类：活体观察和固定标本观察。

活体观察：即观察细胞、组织在生活状态时的形态结构。此类方法比较复杂，且许多结构不能看到，不易长期保存。这种方法常被用于研究工作，实验教学中很少使用。

固定标本观察：即经手术取材获得器官组织，经过一定的技术处理制成标本，用以观察组织结构，并根据其形态变化推测生活时的状态。这种方法的优点是可以显示出不同结构的形态，标本可长期保存、反复观察。实验教学中所观察的大多是这类标本。

制作组织切片必须符合以下几点要求：①保持生前结构。②组织切片薄。③组织内的结构能够分辨。④组织透明，便于在显微镜下观察。⑤标本尽可能长期保存。

（一）普通光学组织切片标本的制作方法

1. 石蜡切片、HE 染色标本制备程序

（1）取材：组织学是研究机体正常细胞、组织和器官微细结构的学科，因此要求所取的材料必须新鲜和正常。手术获取组织和器官，用锋利的刀切成小块，一般不超过 1 cm³ 为宜。

（2）固定：取得的新鲜材料要立即投入固定液内，使细胞内的蛋白质及其他成分凝固和沉淀，以抑制由组织内酶作用引起的细胞自溶或由细菌作用引起的组织细胞分解，尽量保持组织、器官生前结构，此过程称为固定。

常用的固定剂有：

单纯固定剂：用一种化学试剂配制成的固定液，如 90% 乙醇、10% 甲醛溶液、醋酸、锇酸等。

混合固定剂：用数种化学试剂配制成的固定液。

Bouin 液的配制：苦味酸饱和水溶液（1.22%）：甲醛（福尔马林）：冰醋酸 =15：5：1，使用时新鲜混合使用。

Zenker 原液的配制：重铬酸钾 25 mg，氯化汞（升汞）50 mg，硫酸钠 10 mg，加蒸馏水至 1 000 mL。使用时取原液 95 mL，加冰醋酸 5 mL。

固定时间的长短随固定液性质、组织块的大小与性质而改变。

（3）脱水、浸透：组织要切成薄片必须具备一定的硬度，常用的方法是将固定后的组织浸埋于石蜡中。但由于甲醛等固定液为水溶剂，水和蜡不能混溶，须用脱水剂先去掉组织内的水分，再用能够和热熔石蜡混溶的中间液向组织内引进石蜡。

常用的脱水剂是乙醇，脱水的步骤是从浓度较低的乙醇开始，逐渐转入高浓度的乙醇。即从 50% 起，经 70%、80%、90%、95% 至 100% 乙醇，每一步骤各 5～12 h 至 1 天，视组织块的大小而定。需注意，组织块不可骤然放入高浓度的乙醇中，以免使组织和细胞收缩过度，形态变化过大。此外，95% 乙醇及 100% 乙醇有脆化组织的作用，时间不宜过长，一般 3～6 h 即可。

常用的中间液有二甲苯、氯仿、甲苯、香柏油等。用中间液充分浸透组织后，组织块呈透明状，故这些中间液又称透明剂。

（4）浸蜡与包埋：常用的包埋剂有石蜡及火棉胶。组织块脱水浸透后投入包埋剂的目的是使之饱和，最后恢复成固体，以利于切片。

石蜡包埋法是把已浸透透明剂的组织块放入熔化的石蜡中（56～60℃），经 2～3 h 使石蜡充分渗透至组织内部，把透明剂从组织块中置换出来。当组织块浸蜡完毕后，即将其放入盛有熔化石蜡的小盒内，冷却后即成坚硬的组织包埋块。

（5）切片及贴片：将含组织块的蜡块修整后，在切片机上切成薄片，厚度按需要而定，一般组织切片厚度是 5 ~ 10 μm。切片可用蛋白甘油混合液贴附于载玻片上，也可直接贴于载玻片上，经烘干后备用。

（6）染色：利用组织中各种结构与化学染料作用所呈现的不同颜色，来分辨标本的微细结构。所染的颜色随染料、固定剂及组织细胞的结构和生理状态不同而有差异。最常用的 HE 染色所用的苏木精染料为水溶液，所以石蜡切片在进行染色前要用二甲苯脱去组织切片中的蜡，然后依次经过 100%、95%、90%、80%、70% 乙醇，脱去二甲苯且使组织水化，再进行染色。

染料因其化学性质不同而有酸性染料、中性染料和碱性染料之分。在组织学最常用的 HE 染色法染色的标本中，细胞核内的染色质及细胞质内的核糖体等结构可被碱性染料苏木精染成蓝紫色，组织结构的这种性质被称为"嗜碱性"；多数细胞的细胞质可被酸性染料伊红染成粉红色，组织结构的这种性质被称为"嗜酸性"；还有一些细胞结构（如肥大细胞颗粒）能改变染料染色特性，这种现象被称为"异染性"。

（7）封固：染色后的标本经 70%、85%、90% 及 100% 乙醇进行脱水，再经二甲苯透明，之后在组织上滴加少量树胶，盖以盖玻片封固，以利长期保存。

除以上介绍的切片制作方法外，在组织学教学中常用的制片方法还有：

铺片：将薄片状组织（如肠系膜）平铺于载玻片上，然后进行染色观察。

涂片：常用于液态组织（血液、骨髓、培养细胞）标本的制作。

磨片：常用于骨组织标本的制作。

印片：如肝、脾、淋巴结等，可制成印片，用以观察细胞形态。

2. 常规染色技术　HE 染色法是组织学常规染色技术。HE 染色应用两种染料，一种是天然染料苏木精，主要用于对细胞核染色；另一种是煤焦油染料伊红，主要用于对细胞质染色。

染液配制：

（1）苏木精染液的配制

1）铵矾 30 g 置碾钵捣碎，溶解于 400 mL 的蒸馏水中，加热至 40 ~ 50℃。

2）4 g 苏木精溶解于 25 mL 纯乙醇中，充分摇晃使之完全溶解。

3）将 1）与 2）混合倒入玻璃瓶中，置于光线充足处，1 周后过滤。

（2）伊红乙醇溶液的配制：伊红 0.5 ~ 1 g，加入 95%（或 80%）乙醇 100 mL，混合并充分搅拌，溶解后即可使用。使用时如发现有沉淀产生，应更换新液。

（3）HE 染色的步骤和方法：流程如下。

石蜡切片 → 二甲苯（3~5 min）×2 → 100% 乙醇（1~3 min）×2 → 95% 乙醇（1~3 min） → 90% → 10% 乙醇（各 1~2 min） →

水洗 → 苏木精染色（10~15 min） → 水洗 → 10% → 70% 乙醇（各 1~2 min） → 70% 酸性乙醇（1 min） →

70% 中性乙醇（1 min） → 70% 碱性乙醇（3~5 min） → 80% → 90% 乙醇分色（各 1~2 min） → 95% 乙醇（2~3 min） →

伊红乙醇染色（5 min） → 95% 乙醇（2~3 min）×2 → 100% 乙醇（1~3 min）×2 → 二甲苯（5 min×3） → 封固

1）切片脱蜡：染色前必须去除切片中的石蜡才能进行染色，用二甲苯脱蜡2次，每次3~5 min。

2）切片从二甲苯中取出，浸入100%乙醇2次，各1~3 min，洗去载片上溶解石蜡的二甲苯，此时切片应全部清晰。

3）切片浸入95%乙醇1~3 min，其作用与100%乙醇相同，此时组织切片呈白色。

4）入90%乙醇，逐步降低乙醇浓度，即90%→80%→70%→50%→30%→10%各1~2 min，之后入水。从而使切片不致因从高浓度乙醇骤然入水而易于脱落。

5）水化切片入苏木精染液染色10~15 min，若室温低或新配苏木精，染色时间应适当延长，也可加温染色，苏木精染液使用过久或与其他物质作用可产生沉淀，染液变为蓝黑色，则苏木精染液失效。此步骤染细胞核。

6）清水洗净剩余染液，浸入10%→30%→50%→70%乙醇各1~2 min。

7）分色：此步是苏木精染色的关键。分色分三步，70%酸性乙醇（70%乙醇内滴加少量盐酸）1 min，70%中性乙醇1 min，70%碱性乙醇（乙醇内加入少量氢氧化钠）3~5 min。分色时间根据组织不同而有所改变，可视组织颜色的深浅而定。分色标准以核为深蓝色，细胞质无色或淡灰白色为好。

8）分色后切片入80%乙醇1~2 min，90%乙醇1~2 min，95%乙醇2~3 min。

9）入伊红乙醇液染色5 min，亦可视组织的性质与伊红的浓度增减染色时间。伊红染色不宜过深，淡红即可。此步骤染细胞质。

10）去色（分色）：95%乙醇洗2次，各2~3 min，以除去多余伊红，使细胞质着色清晰。

11）脱水：100%乙醇洗2次，每次1~3 min，以保证切片完全脱水，但不可久置，以免组织过度褪色。

12）透明：切片从100%乙醇中取出后，用吸水纸略吸干，立即置于二甲苯中透明，透明3次，各约5 min，透明时需检查切片，至切片完全清澈、透亮，若切片上出现云雾状或白色物质，说明组织切片脱水不够或在空气中吸水，应将切片返回100%乙醇，复入二甲苯中直至透明为止。

数字切片1-4
HE 染色

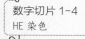

视频1-1
组织切片制作及HE
染色

13）封固：切片经二甲苯透明后，取中性树胶滴于载玻片的组织上，取盖玻片从一端逐步盖下，可避免产生气泡。树胶要求为中性，否则容易褪色，切片封固后，置于37~40℃温箱中烤干，放阴凉处保存。

14）镜检（图1-4）：HE染色结果，细胞核呈深蓝色，细胞质为粉红色，结缔组织为淡红色，肌纤维、胶原纤维呈红色，软骨组织呈深蓝色，红细胞呈橘红色。

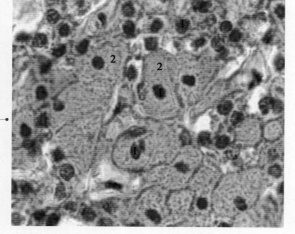

图1-4　HE染色结果观察（the observation of HE staining）

1. 细胞核（nucleus）；2. 细胞质（cytoplasm）

（二）电子显微镜基本结构及超薄切片标本的制作过程

1. 透射电子显微镜（transmission electron microscope，TEM）　简称透射电镜，是研究细胞、组织和器官超微结构的基本工具。电镜样品不易保存，所以在电镜下拍摄的照片是我们用于研究的主要资料。

TEM是一个筒状装置，其结构与普通光

学显微镜有相似之处，但有以下几个主要区别（图1-5）。

（1）TEM用电子束替代光镜所用的可见光源。

（2）以电子透镜替代光镜的玻璃透镜，用来聚焦、放大。

（3）电子束穿透能力甚弱，在空气中只能运行几毫米，故电镜要求高度真空。

（4）肉眼不能直接看见标本经TEM放大的图像，必须将其投射到荧光屏上才能观察。

（5）TEM用的标本是以特殊玻璃刀在超薄切片机上切成的50~60 nm厚的超薄切片，覆在支持膜铜网上，用重金属盐进行电子染色后放在电子束路径中进行观察。

（6）TEM分辨率很高，可达0.6 nm左右，比普通光镜分辨率高1 000倍以上，光镜的有效放大率为1 000倍，而TEM有效放大率可达100万倍。

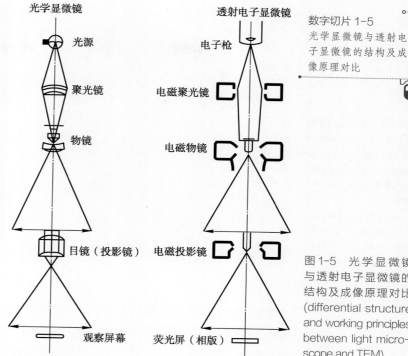

数字切片1-5
光学显微镜与透射电子显微镜的结构及成像原理对比

图1-5 光学显微镜与透射电子显微镜的结构及成像原理对比（differential structure and working principles between light microscope and TEM）

2. 超薄切片的制作过程　TEM所观察的超薄切片比石蜡切片薄很多，制作程序与光镜切片相似，也经过取材、固定、脱水、包埋、切片和染色等步骤，但有其特殊之处。

（1）取材：TEM标本要求快速取材，一般在杀死动物后1 min内将组织块取下浸入冷固定液内（4℃）。取材操作应细致，避免任何牵、拉、挤、压造成的损伤。组织块体积一般不超过1 mm³。

（2）固定：分前固定和后固定两步，均在0~4℃下进行。

1）前固定：2%~4%戊二醛溶液，常用0.1 mol/L磷酸缓冲液配制，pH 7.4。

2）后固定：用1%四氧化锇（OsO_4）溶液，常以磷酸缓冲液配制，pH 7.4。

（3）脱水：用30%~100%浓度梯度的乙醇或丙酮彻底脱水。

（4）浸泡、包埋：在脱水后，用环氧丙烷溶液作为中间溶剂，用包埋液——环氧树脂浸泡组织，逐渐向组织中引入包埋剂，经加温聚合，使之变硬，利于切成超薄切片。

（5）切片：用玻璃刀或钻石刀在超薄切片机上将组织包埋块切成50~60 nm厚的超薄切片，覆在支持膜铜网上。

（6）染色：用醋酸铀和枸橼酸铅双染色。

TEM观察组织不是依据标本颜色分辨结构，而是根据细胞和组织内各结构染色后对电子散射的程度不同而显示出黑白图像。用醋酸铀和枸橼酸铅双染色，使重金属选择性沉淀在各组织结构上，以增强图像反差。电子密度高的结构图像呈现暗黑色，而电子密度低的结构图像呈现明亮色（图1-6A）。

数字切片1-6
淋巴细胞电镜照片

载有染色后超薄切片的铜网可放入TEM中观察、拍照，可用软件分析图像，或洗印成照片供学习研究用。

3. 扫描电子显微镜（scanning electron microscope，SEM）　是一种观察细胞、组织和器官的表

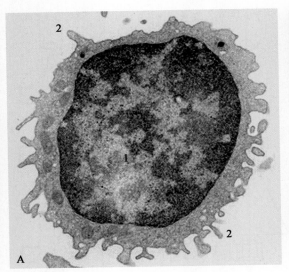
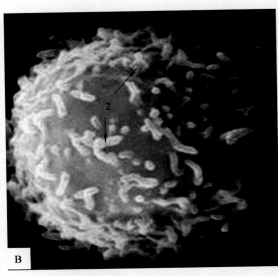

图 1-6 淋巴细胞电镜照片（the image of lymphocyte in electron microscope）
A. 透射电镜 B. 扫描电镜.
1. 细胞核（nucleus）;
2. 细胞表面微绒毛（cell surface microvillus）

面形貌的电镜，它的成像基于电子枪发射出电子束，经过透镜的汇聚，聚焦成极细的电子束（又称电子探针），此电子探针打到标本上，像一个扫描光点，在沿着整个样品表面移动进行扫描时，就会产生二次电子信号。用二次电子检测器接收、放大这些信号，调节显像管而呈扫描图像。扫描电镜观察面积较大，且景深长，使组织凹凸不平的表面也能清晰成像，故样品图像富有立体感（图 1-6B）。

五、几种常用的组织（细胞）化学方法

组织学是利用制片的方法在显微镜下观察机体的微细结构；组织（细胞）化学技术是运用物理学、化学、免疫学、分子生物学等原理与技术，对组织与细胞的化学成分、化学反应及其变化规律进行定性、定位和定量研究的科学，是一个交叉学科领域。

（一）过碘酸希夫反应（PAS 反应）显示糖原和其他多糖

1. 反应原理 糖分子上 1，2- 乙二醇被强氧化剂过碘酸氧化后形成醛基，此醛基再与无色的品红硫酸复合物（Schiff 试剂）结合，形成紫红色反应产物。

2. 试剂配制

（1）过碘酸乙醇液配制法

过碘酸（$HIO_4 \cdot 2H_2O$）	0.4 g
95% 乙醇	35 mL
0.2 mol/L 醋酸钠溶液	5 mL
（醋酸钠 27.2 g+ 蒸馏水 1 000 mL）	
蒸馏水	10 mL

充分混匀后，4℃、避光密封保存 2 周。

（2）希夫乙醇液配制法

希夫液	11.5 mL
1 mol/L 盐酸	0.5 mL

　　　　纯乙醇　　　　　　　　　　　　　　　　23 mL

　　充分混匀后密封保存备用。

（3）希夫液配制法

　　　　碱性品红　　　　　　　　　　　　　　　0.5 g

　　　　蒸馏水　　　　　　　　　　　　　　　　100 mL

　　　　1 mol/L 盐酸　　　　　　　　　　　　　10 mL

　　　　亚硫酸氢钠（或偏重亚硫酸钠）　　　　　0.5 g（1 g）

　　配法：将 0.5 g 碱性品红加入 100 mL 沸蒸馏水中，用三角烧瓶，时时摇荡烧瓶，煮沸 5 min，使之充分溶解。然后冷却至 60℃过滤，加 10 mL 1 mol/L 盐酸。冷却至 25℃加入 1 g 偏重亚硫酸钠充分摇匀。室温放暗处保存 24 h，其颜色呈褐色至淡黄色或无色，盛于棕色瓶中密封，置 4～8℃冰箱保存，或放置 24 h 加活性炭 0.5 g 摇荡 1 min，用粗滤纸滤过，得无色滤液。此液需置于棕色瓶中密封保存，若变色则不能使用。

（4）亚硫酸水配制法

　　　　10% 偏重亚硫酸钠溶液　　　　　　　　10 mL

　　　　1 mol/L 盐酸　　　　　　　　　　　　　10 mL

　　　　蒸馏水　　　　　　　　　　　　　　　　180 mL

　　充分混匀后密封保存备用。

　　3. 染色程序

（1）标本用 Carnoy 固定液或纯甲醇或 95% 乙醇固定 15 min。

（2）70% 乙醇。

（3）过碘酸乙醇液 10 min。

（4）70% 乙醇。

（5）希夫乙醇液 15 min。

（6）亚硫酸水洗 3 次，自来水充分冲洗 5～10 min，蒸馏水漂洗。

（7）苏木精复染。

（8）流水洗→干燥→95% 乙醇→100% 乙醇→二甲苯→封片。

　　对标本用淀粉酶（磷酸盐缓冲液 pH 4.2～5.3 配制成 1% 淀粉酶液）消化 30～60 min 或用过滤的唾液消化 1 h 以除去糖原，再浸入染色液。

　　4. 结果　糖原呈紫红色颗粒。上皮杯状细胞黏蛋白呈淡红色到深红色，黏蛋白及中性黏多糖呈深紫红色（图 1-7），糖蛋白常呈淡红色；经唾液或淀粉酶消化组织不显色。

数字切片 1-7
PAS 方法显示多糖

（二）酶组织化学方法

　　1. 二氨基联苯胺（DAB）法显示过氧化物酶

（1）反应原理：细胞内的过氧化物酶氧化孵育液中的底物二氨基联苯胺，转移 2 个电子给过氧化氢而产生水和氧化物，被氧化的联苯胺呈蓝色或棕色，因而可根据颜色反应判断组织内酶的有无与多少。

（2）试剂配制

　　1）5% 硫酸铜溶液。

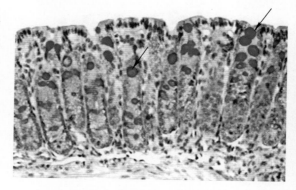

图 1-7　PAS 方法显示黏多糖（polysaccharide was detected by PAS method）
↙黏多糖（杯状细胞）polysaccharide（goblet cell）

2）预孵育液

OAB	10 mg
蒸馏水	5 mL

溶解后加 0.2 mol/L PBS（pH 6.5 ~ 7.0）5 mL，混匀后避光保存备用。

3）孵育液：含 0.01% H_2O_2 的 DAB 液。

二氨基联苯胺（DAB）	2.5 ~ 5 mg
0.05 mol/L Tris 缓冲液 pH 7.6（或 PBS）	10 mL

磁力搅拌器搅拌后过滤或加热溶解。

1% H_2O_2 溶液	0.1 mL

充分混匀后密封避光保存备用。

4）3% H_2O_2 溶液，用前新鲜配制。

5）苏木精染液。

（3）染色程序

1）涂片或冷冻切片。

2）固定：5% 硫酸铜溶液固定 1 ~ 2 min。

3）预孵育：切片入预孵育液室温孵育 10 ~ 30 min。

4）入孵育液，37℃ 5 ~ 30 min。

5）蒸馏水洗。

6）入苏木精染液复染 2 min。

7）水洗、干燥。

8）脱水、透明，甘油明胶或聚乙烯吡咯烷酮（PVP）封片。

（4）对照实验：高温（90℃）处理 30 min，或 1 mol/L 盐酸处理。

（5）结果：细胞内过氧化物酶呈棕色，细胞核染成紫蓝色（图 1-8）。

2. 四氮唑盐法显示琥珀酸脱氢酶

（1）反应原理：活细胞线粒体中的琥珀酸脱氢酶氧化底物琥珀酸钠，产生的氢离子被四氮唑盐捕获，还原为深色不溶的蓝色甲䐶沉淀。而死亡细胞无此功能，则不显色。

（2）试剂配制

1）孵育液（含 0.05 mol/L 琥珀酸钠溶液，0.05 mol/L 磷酸盐缓冲液，0.05% 四氮唑盐溶液）。

0.2 mol/L 琥珀酸钠溶液	2.5 mL
0.2 mol/L 磷酸缓冲液（pH 7.6）	2.5 mL
0.1% 硝基蓝四氮唑盐溶液	5 mL

充分混匀后密封保存备用。

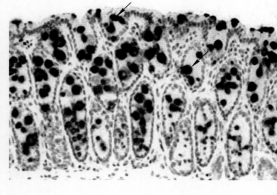

2）0.2 mol/L（7%）乙二胺四乙酸（EDTA）缓冲液（pH 8.0）：取 EDTA 74.4 g，溶解于 700 mL 水中，用 10 mmol/L NaOH 溶液调至 pH 8.0，加水至 1 000 mL。

3）10% 甲醛溶液。

（3）染色程序（显示耳蜗毛细胞）

1）处死小鼠，快速剥离耳蜗。

2）经卵圆孔将孵育液灌注至蜗管内，置

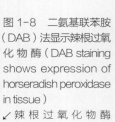

图 1-8 二氨基联苯胺（DAB）法显示辣根过氧化物酶（DAB staining shows expression of horseradish peroxidase in tissue）

↙辣根过氧化物酶（horseradish peroxidase, HRP）

孵育液中，37℃孵育 1 h。

3）去除孵育液，10% 甲醛溶液固定 48 ～ 72 h。

4）去除固定液，室温下置于 0.2 mol/L EDTA 缓冲液中，至骨质软化。

5）显微镜下剥离去除骨性耳蜗，将膜性蜗管基底膜平铺于载玻片上。

6）甘油封片，显微镜下观察。

（4）结果：活细胞显示蓝黑色，死亡细胞不显色（图 1-9）。

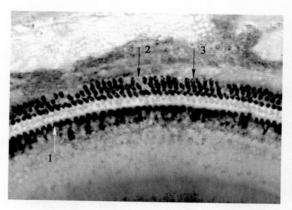

图 1-9 四氮唑盐法显示琥珀酸脱氢酶（耳蜗毛细胞）（tetrazolium salt staining detects activity of succinate dehydrogenase in cochlear hair cells）1. 内毛细胞（inner hair cell）；2. 死亡外毛细胞（died outer hair cell）；3. 外毛细胞（outer hair cell）

3. 钙 – 钴法显示碱性磷酸酶

（1）反应原理：在碱性环境（pH 9.2 ～ 9.4）中，碱性磷酸酶（alkaline phosphatase，ALP）将磷酸盐的底物（如 β- 甘油磷酸钠，α- 萘酚磷酸钠）分解，产生的磷酸离子被孵育液中的钙离子捕获生成磷酸钙沉淀。因磷酸钙不能显色，需加入硝酸钴，用钴离子置换钙离子，形成磷酸钴沉淀后用硫化铵处理，形成棕黑色硫化钴颗粒沉淀，从而显示酶活性部位，硫化钴沉淀的多少（阳性反应强度）与碱性磷酸酶含量成正比，其反应通式简式为：

$$
\begin{array}{ccccccc}
R-O-\overset{\overset{O}{\|}}{\underset{\underset{OH}{|}}{P}}-OH & \xrightarrow{ALP} & H_2PO_4^- & \xrightarrow{Ca(NO_3)_2} & Ca_3(PO_4)_2\downarrow & \xrightarrow{Co(NO_3)_2} & Co_3(PO_4)_2\downarrow & \xrightarrow{(NH_4)_2S} & CoS\downarrow \\
 & & + & & + & & + & & +(\text{黑色}) \\
\hline
\text{（底物）} & & R+OH & & HNO_3 & & Ca(NO_3)_2 & & H_2(PO_4)
\end{array}
$$

（2）孵育液配制

2% 氯化钙溶液	20 mL
2% 巴比妥钠溶液	10 mL
3% β- 甘油磷酸钠溶液	10 mL
5% 硫酸镁溶液	5 mL
蒸馏水	5 mL

孵育液最终 pH 9.4，充分混匀后置于冰箱内保存。

其他试剂：10% 甲醛溶液，2% 硝酸钙溶液，2% 硝酸钴溶液，1% 硫化铵溶液（用前新鲜配制），甘油明胶。

（3）染色程序

1）新鲜组织恒冷箱切片（可用 10% 甲醛溶液固定 10 min，或不固定）。

2）入孵育液，37℃孵育 10 min（肾）至 60 min（肝）。

3）流水冲洗，3 ～ 5 min。

4）入 2% 硝酸钙溶液 2 min。

5）入 2% 硝酸钴溶液 2 min。

6）蒸馏水浸洗。

7）入 1% 硫化铵溶液内 1 min。

8）蒸馏水洗。

9）甘油明胶封固。

数字切片 1-9
四氮唑盐法显示琥珀酸脱氧酶

数字切片 1-10
钙 – 钴法显示碱性磷酸酶

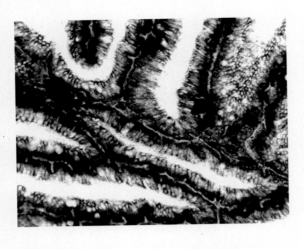

图 1-10 钙-钴法显示碱性磷酸酶（calcium-cobalt staining shows expression of alkaline phosphatase）
小肠绒毛吸收细胞呈深棕色，为碱性磷酸酶呈阳性反应

（4）结果观察与评价：镜检可见酶活性部位显示棕黑色为硫化钴沉淀（图 1-10）。该法的反应产物可发生扩散，定位欠准确，应加以注意。

（5）对照实验：去底物（孵育液中用 10 mL 蒸馏水代替底物）结果为阴性，或加入抑制剂（如 L- 四咪唑）结果为阴性。

（三）脂类的显示方法

1. 苏丹混合染色法显示中性脂肪

（1）反应原理：苏丹混合染色法是一种物理学方法，由于苏丹混合染料溶于中性脂肪而显色。

（2）试剂配制：苏丹混合染液：苏丹Ⅲ 0.3 g，苏丹Ⅳ 0.3 g，70% 乙醇 50 mL，丙酮溶液 50 mL 混合溶解，必要时可置 37℃温箱中 1 h，冷却后过滤，临用时加入蒸馏水 5～10 mL。

（3）染色程序

1）取脂肪组织用 10% 甲醛溶液固定 4～6 天。

2）取固定后脂肪组织冷冻切片，厚 10～15 μm，用漂浮法贴附于涂有少量甘油蛋白的载玻片（或盖玻片）上。

3）50% 乙醇洗涤 0.5～1 min。

4）置入苏丹混合染液中染色 5～10 min。

5）入 50% 乙醇速洗 1 次。

6）蒸馏水洗。

7）Ehrlich 苏木精染液复染 1～2 min。

8）普通水洗，或经 1%～2% 氨水略洗，入蒸馏水洗 1 次。

数字切片 1-11
苏丹混合染色显示中性脂肪／脂滴

9）用滤纸略吸干，甘油明胶或 PVP 封片。

（4）结果：中性脂肪或脂滴呈橘红色，细胞核呈蓝色（图 1-11）。

2. 脂类的异丙醇油红 O 染色

（1）反应原理：油红 O 属于偶氮染料，是很强的脂溶剂和染脂剂，易与三酰甘油结合呈小脂滴状。脂溶性染料能溶于组织和细胞中的脂类，且溶解度较大，当组织切片置入染液时，染料则离开染液而溶于组织内的脂质（如脂滴）中，使组织内的脂滴呈橘红色。

（2）试剂配制

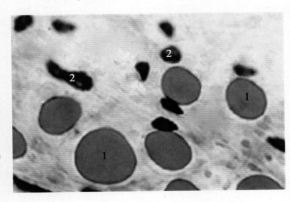

图 1-11 苏丹混合染色显示中性脂肪/脂滴（Sudan-stained neutral fat/lipid droplet）
1. 脂滴（lipid droplet）；
2. 细胞核（nucleus）

1）0.4% 油红 O 异丙醇饱和液：油红 O 0.5 g，异丙醇溶液（98%）100 mL 配制成油红 O 饱和液，可长期保存备用。

2）0.4% 油红 O 染液配制：油红 O 异丙醇饱和液与蒸馏水按 6：4 的比例混匀，静置 5～10 min，过滤后即可使用。

3）其他试剂：60%异丙醇溶液，Mayer 苏木精，40% 甲醛溶液，10% 无水氯化钙，甘油明胶。

（3）染色程序

1）切片用甲醛－钙液固定 10 min，蒸馏水洗。

2）60%异丙醇溶液浸洗。

3）油红O染液染色 10 min（视情况而定，染液可回收再利用）。

4）60%异丙醇溶液浸洗，分色至背景无色，蒸馏水洗。

5）入 Mayer 苏木精染液复染。

6）自来水洗（蓝化）1～3 min，蒸馏水洗。

7）甘油明胶封片。

（4）结果观察：培养脂肪细胞中脂滴呈橘红色，核呈蓝色（图1-12）。

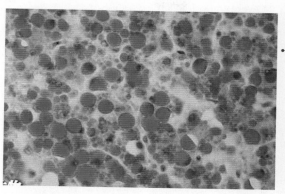

数字切片 1-12
油红O法显示脂滴

图1-12　油红O法显示脂滴（培养脂肪细胞）（image of lipid droplets in adipocytes that stained with Oil-red O regent）

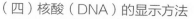

（四）核酸（DNA）的显示方法

1. 福尔根反应显示 DNA

（1）反应原理：福尔根（Feulgen）反应是显示 DNA 的一种特异性方法，其原理是先用弱酸（1 mol/L 盐酸）水解细胞核中的 DNA，打开嘌呤碱基和脱氧核糖之间的连接键，释放醛基，然后与希夫液结合。希夫液是由碱性品红和偏重亚硫酸钠作用形成的无色品红液，当与标本接触后，无色品红即与醛基结合形成紫红色化合物沉淀，此即 DNA。此法既可定位又可用显微分光光度计定量分析。

（2）试剂配制

1）Carnoy 固定液：纯乙醇、冰醋酸、氯仿按 6：1：3 的比例混匀备用。

2）希夫液配法：见 PAS 反应。

3）1 mol/L 盐酸

浓盐酸	8.5 mL
蒸馏水	91.5 mL

混匀备用。

4）亚硫酸水

10% 偏重亚硫酸钠	10 mL
1 mol/L 盐酸	10 mL
蒸馏水	180 mL

混匀备用。

5）1% 亮绿。

（3）染色程序

1）取新鲜组织冷冻切片。

2）冷 Carnoy 固定液固定 15～30 min。

3）1 mol/L 盐酸室温 1 min。

4）1 mol/L 盐酸 60℃ 10 min。

5）1 mol/L 盐酸室温 1 min。

注：1 mol/L 盐酸需预先加温到 60℃，盐酸水解时间因所用固定液不同而有差别。

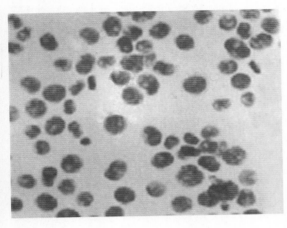

图 1-13 福尔根反应显示 DNA（未复染）（image of Feulgen regent-stained DNA）

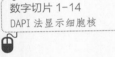

数字切片 1-13
福尔根反应显示 DNA

数字切片 1-14
DAPI 法显示细胞核

6）浸入希夫液 1 ~ 1.5 h。

7）亚硫酸水洗 3 次，用 3 个染色缸，每次 2 min，以洗去多余的非特异性色素。

8）流水洗→蒸馏水洗。

9）1% 亮绿复染数秒，如用显微分光光度计测定则不复染。

10）水洗→干燥→100% 乙醇→二甲苯透明（各数分钟）→树胶封固。

（4）结果（图 1-13）：细胞核的 DNA 染成紫红色，其主要分布于染色质（体）内。

2. DAPI 染色显示 DNA

（1）反应原理：DAPI 为 4',6- 二脒基 -2- 苯基吲哚二盐酸盐（4',6-diamidino-2-phenylindole dihydrochloride），是一种能够与 DNA 强力结合的荧光染料，可与双链 DNA 小槽，特别是 DNA 碱基结合，结合后荧光强度增加 20 倍，荧光显微镜下观察，根据荧光的强度可以确定 DNA 的含量。

（2）DAPI 的配制及贮存

1）固体粉末：避光，2 ~ 8℃可保存 3 年。

2）贮存液：用无菌水（DAPI 易溶于水，在 PBS 中溶解度不高）配制成浓度 1 mg/mL 的贮存液，避光，可在 -20℃下长期保存。

工作液：贮存液用 1 × PBS 稀释到终浓度 100 ng/mL。

3）荧光封片液：0.5 mol/L 碳酸盐缓冲液与甘油等体积混合，pH 9.5。

（3）染色与观察（图 1-14）：在已完成前期操作的样本玻片上滴加几滴 DAPI 染液，染色 10 min，流水冲去残留染液，滤纸吸除多余水分，加 1 滴荧光封片液，置于荧光显微镜下观察，

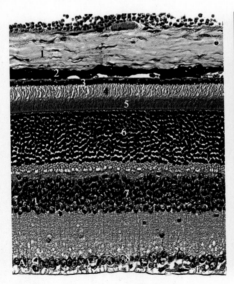
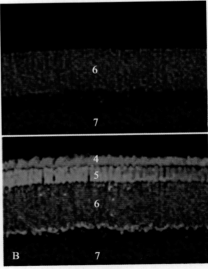

图 1-14 DAPI 显示细胞核（nucleus stained with DAPI）
A. 视网膜HE染色　B. DAPI显示细胞核呈蓝色
1. 巩膜（sclera）；2. 脉络膜（choroid）；3. 视网膜色素上皮（retina pigment epithelium）；4. 视细胞外节（outer segment of visual cell）；5. 视细胞内节（inner segment of visual cell）；6. 视细胞核（nucleus of visual cell）；7. 双极细胞核（nucleus of bipolar cell）；8. 节细胞核（nucleus of ganglion cell）

激发波长 360 ~ 400 nm。

（4）注意事项：DAPI 可能具有致癌性，在操作全过程中必须戴手套。

（五）免疫组织化学方法

1. 反应原理　根据免疫学抗原 – 抗体特异性反应原理，利用组织化学原理和技术使免疫反应形成的抗原 – 抗体复合物在光学显微镜、荧光显微镜或电子显微镜下被观察到，从而对细胞、组织上原位抗原或抗体成分进行定性、定位和定量。

2. 溶液配制

（1）1 mol/L TBS 缓冲液（pH 8.0）

Tris	121 g

溶于 800 mL 蒸馏水中，用 1 mol/L 盐酸调至 pH 8.0，加蒸馏水定容至 1 000 mL。

（2）磷酸盐缓冲液（0.01 mol/L PBS）：

NaCl	8 g
KCl	0.2 g
Na_2HPO_4	1.44 g
KH_2PO_4	0.24 g

溶于 800 mL 蒸馏水中，用盐酸调节溶液至 pH 7.4，最后加蒸馏水定容至 1 000 mL。

（3）0.01 mol/L 枸橼酸盐缓冲液（pH 6.0）

枸橼酸三钠	3 g
枸橼酸	0.4 g

溶于 800 mL 蒸馏水中，用盐酸调至 pH 6.0，最后加蒸馏水定容至 1 000 mL。

（4）抗体稀释液：含 10% 血清的 TBS/PBS 缓冲液。

（5）3% 甲醇 –H_2O_2 溶液：用 30% H_2O_2 和甲醇溶液配制。

3. 反应程序

（1）石蜡切片常规脱蜡；冷冻切片贴于玻片后，用电风扇吹干。

（2）抗原修复，0.01 mol/L 枸橼酸盐缓冲液煮沸 20 min。

（3）待冷却，用缓冲液洗 3 次，每次 5 min。

（4）将切片浸于新配的 3% 甲醇 –H_2O_2 溶液，室温 30 min，封闭内源性过氧化物酶活性。

（5）TBS 洗 3 次，每次 5 min。

（6）正常动物血清（适当稀释）孵育切片，湿盒内 37℃ 30 min。

（7）用纸吸干多余血清。

（8）第一抗体（阴性对照用缓冲液代替）覆盖切片，放湿盒内，37℃孵育 30 ~ 60 min，或 4℃孵育过夜。

（9）用缓冲液洗 3 次，每次 5 min。

（10）用辣根过氧化物酶标记或荧光素标记的第二抗体覆盖切片，湿盒内 37℃孵育 30 min。

（11）用缓冲液洗 3 次，每次 5 min。

（12）辣根过氧化物酶标记的第二抗体切片浸入新鲜配制的底物显色 3 ~ 10 min（DAB，见前述）；荧光素标记的第二抗体切片直接用 DAPI 复染细胞核，封片、观察、拍照。

（13）清水冲洗。

（14）苏木精染液复染细胞核。

数字切片 1-15
免疫组织化学与免疫
荧光组织化学法

（15）封片、拍照。

4. 结果　辣根过氧化物酶标记第二抗体，切片用光学显微镜观察，呈棕色（图1-8、图1-15A）；荧光素标记第二抗体，切片用荧光显微镜观察，根据荧光标记物不同而呈不同显色（图1-15B）。

图1-15　免疫组织化学与免疫荧光组织化学法（immuno-histochemistry and immuno flourescence histochemistry）
A. 辣根过氧化物酶标记，DAB染色　B. 荧光素标记

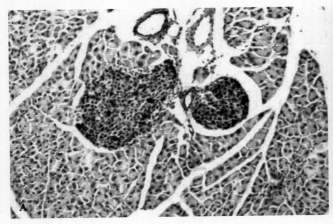
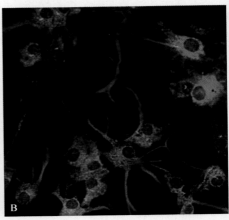

（孔　力　谢小薰）

复习思考题

1. 石蜡切片制作的注意事项是什么？
2. 阐述苏木精－伊红（HE）染色法的基本原理及过程。
3. 阐述常见组织化学技术分类。
4. 阐述免疫组织化学方法的原理。

数字课程学习……

电子图片　图片自测　📶教学PPT　知识拓展

第二章

上皮组织

关键词

上皮组织（epithelial tissue） 单层扁平上皮（simple squamous epithelium）
单层立方上皮（simple cuboidal epithelium） 单层柱状上皮（simple columnar epithelium） 复层扁平上皮（stratified squamous epithelium）

　　上皮组织作为覆盖于人体表面或者器官腔面的一类基本组织，主要具有保护、吸收、分泌和排泄等功能。本章重点观察不同类型上皮组织的细胞层数、细胞形态和结构，观察时联系上皮细胞的结构，理解与结构相适应的功能。

导学微课（第二章）

一、目的与要求

1. 观察肠系膜，了解单层扁平上皮的表面形态结构。
2. 观察中动脉，掌握单层扁平上皮的侧面形态结构。
3. 观察肾髓质集合小管，掌握单层立方上皮的侧面形态结构。
4. 观察小肠绒毛，掌握单层柱状上皮的侧面形态结构（纹状缘及杯状细胞的辨认）。
5. 观察气管，掌握假复层纤毛柱状上皮的侧面形态结构（纤毛的辨认）。
6. 观察食管，掌握复层扁平上皮的形态结构。
7. 观察膀胱，掌握膀胱空虚状态以及充盈状态下变移上皮的形态结构。
8. 辨认电镜结构：纤毛、微绒毛、细胞连接。

二、切片观察

数字切片 2-1
单层扁平上皮表面观

切片解读 2-1
单层扁平上皮表面观

（一）单层扁平上皮（肠系膜铺片）（镀银染色）

观察要点：单层扁平上皮表面观。

1. **肉眼**　标本为黄褐色形状不规则的小块。
2. **低倍镜**　选择颜色较浅的部分观察，可见许多蜂窝状小格，每个小格就是一个单层扁平上皮细胞的表面。细胞间的黑色锯齿状分界线即细胞外基质，是银盐沉淀在其上的结果。
3. **高倍镜**（图 2-1）　细胞密集排列，细胞间黑色锯齿状分界线为细胞外基质，细胞内有一近圆形的浅染区即细胞核。

（二）单层扁平上皮（中动脉、中静脉切片）（HE 染色）

观察要点：单层扁平上皮侧面观。

数字切片 2-2
单层扁平上皮侧面观

切片解读 2-2
单层扁平上皮侧面观

1. **肉眼**　呈薄膜状，可见两个染成红色、呈圆形或椭圆形的管腔横切面，分别为中动脉和中静脉，选择腔壁厚的中动脉在低倍镜下观察。

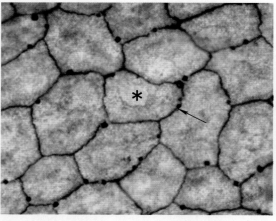

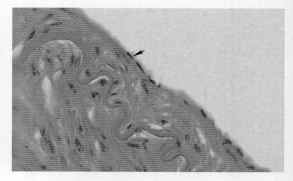

图 2-1　单层扁平上皮（simple squamous epithelium）
（镀银染色，高倍镜）
*单层扁平上皮细胞细胞核　↖细胞外基质

图 2-2　单层扁平上皮（simple squamous epithelium）
（高倍镜）
↙单层扁平上皮细胞细胞核

2. 低倍镜　置中动脉管腔横断面于视野正中，可见管腔内表面一些间断的、黑芝麻状的紫蓝色细胞核，即单层扁平上皮细胞细胞核。

3. 高倍镜（图 2-2）　可见单层扁平上皮细胞细胞核呈杆状，染色深，并突向管腔，细胞核的长轴与细胞长轴一致，且与基膜平行。

（三）单层立方上皮（肾切片）（HE 染色）

观察要点：单层立方上皮的侧面观。

数字切片 2-3
单层立方上皮

切片解读 2-3
单层立方上皮

1. 肉眼　标本呈扇形，颜色较深的部位为肾的皮质，颜色较浅的部位为肾的髓质。选择肾髓质区域至低倍镜下观察。

2. 低倍镜（图 2-3A）　可见许多大小不等的管道断面。选择一些较大、着色较浅的管道（肾集合小管）转高倍镜观察。

3. 高倍镜（图 2-3B）　可见管壁由一层整齐排列的立方形细胞围成，细胞边界清楚，细胞核呈圆形，位于中央，细胞质清亮，染色浅。

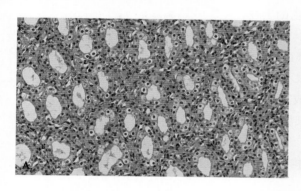
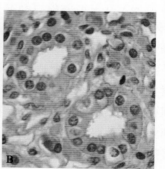

图 2-3　单层立方上皮（simple cuboidal epithelium）
A. 低倍镜　B. 高倍镜

（四）单层柱状上皮（小肠切片）（HE 染色）

观察要点：单层柱状上皮的侧面观（纹状缘与杯状细胞的辨认）。

数字切片 2-4
单层柱状上皮

切片解读 2-4
单层柱状上皮

1. 肉眼　标本呈弧形，为小肠管壁的一部分。管腔面呈紫蓝色的是黏膜层，单层柱状上皮分布于黏膜层表面。

2. 低倍镜（图 2-4A）　管腔面有许多大小不等、长短不一的指状突起，此为小肠绒毛。绒毛表面紫蓝色部分即单层柱状上皮细胞细胞核。选择比较规则的绒毛，换高倍镜观察。

3. 高倍镜（图 2-4B）　可见上皮细胞界限不清，细胞核呈椭圆形或长杆状，靠近细胞基底

电镜照片 2-1
微绒毛与细胞连接（TEM）

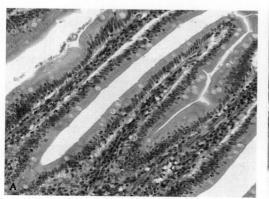
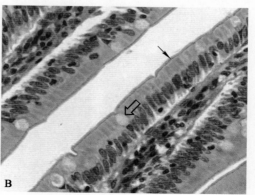

图 2-4　单层柱状上皮（simple columnar epithelium）
A. 低倍镜　B. 高倍镜 [↘ 纹状缘（striated border）; ⇗ 杯状细胞（goblet cell）]

部，着紫蓝色，核的长轴与细胞的长轴一致。细胞质淡红色，细胞游离面有着色较红的一条细线，称纹状缘，实为电镜下见到的密集排列的微绒毛。柱状细胞之间夹有一些杯状细胞，其上端膨大，下端狭窄，呈高脚酒杯状，但切片中不易见到此形状，而是多见杯状细胞上部细胞质呈空泡状，染色浅；细胞核小，呈三角形，靠近细胞基底部。

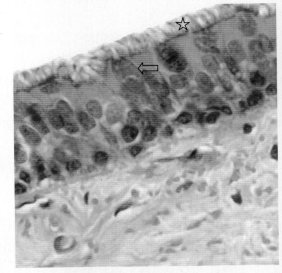

图 2-5　假复层纤毛柱状上皮（pseudostratified ciliated columnar epithelium）（高倍镜）
☆纤毛（cilium）；⇐ 杯状细胞（goblet cell）

数字切片 2-5
假复层纤毛柱状上皮

切片解读 2-5
假复层纤毛柱状上皮

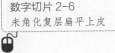

电镜照片 2-2
纤毛与微绒毛（TEM）

（五）假复层纤毛柱状上皮（气管切片）（HE 染色）

观察要点：假复层纤毛柱状上皮的侧面观（纤毛的辨认）。

1. 肉眼　切片为气管的横切面，管壁最内层着紫蓝色的是黏膜上皮，即假复层纤毛柱状上皮。

2. 低倍镜　管壁内层覆盖紫蓝色的上皮，细胞核排列密集。

3. 高倍镜（图 2-5）　上皮的游离面和基底面都很平整，但各种上皮细胞的界限不清，细胞核呈紫蓝色，高矮不一，常排列成 3~4 层。最浅层细胞核的上方可见淡红色的细胞质。其中可见细胞质略带蓝色的杯状细胞。上皮细胞的游离面有排列整齐的浅红色丝状结构，即纤毛。基底面可见染成粉红色的基膜。

数字切片 2-6
未角化复层扁平上皮

切片解读 2-6
未角化复层扁平上皮

（六）未角化复层扁平上皮（食管切片）（HE 染色）

观察要点：复层扁平上皮的侧面观。

1. 肉眼　近似卵圆形的中空器官横切面，腔面不规则，染色呈紫蓝色的组织即复层扁平上皮。

2. 低倍镜（图 2-6A）　食管腔面可见多层紫蓝色细胞核，上皮与结缔组织交界处呈波浪形，从基底面到游离面由多层细胞构成，染色逐渐变浅，细胞分界不清，细胞形态难辨。

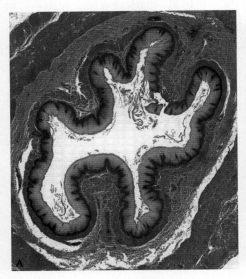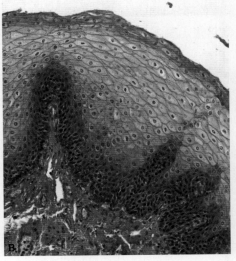

图 2-6　未角化复层扁平上皮（nonkeratinized stratified squamous epithelium）
A. 低倍镜　B. 高倍镜

3. 高倍镜（图 2-6B）　可见基底层细胞为矮柱状，细胞分界不明显，细胞核呈椭圆形，细胞质染色深，呈嗜碱性；中间数层为多边形细胞，细胞分界较清楚，细胞核为圆形，位于细胞中央，较亮；表层数层细胞越来越扁平，细胞核扁而长，与细胞的长轴平行。

（七）变移上皮（膀胱切片）（HE 染色）

观察要点：膀胱充盈及空虚状态下变移上皮的形态结构。

1. 肉眼　可见两块组织，均来自膀胱壁，其中较薄的为膀胱充盈状态，较厚的为膀胱空虚状态，每块组织均有呈蓝紫色且较整齐的边缘，即变移上皮。

2. 低倍镜　空虚状态：由多层细胞构成，基底面平整，与游离面相对平行，上皮深面的结缔组织不形成乳头，故上皮的厚度基本一致，但因黏膜层形成皱襞而使表面凹凸不平。细胞核常排列成 5～6 层。充盈状态：注意上皮变薄，细胞核层次变少（仅 2～3 层）。

3. 高倍镜　空虚状态（图 2-7A）：可见基底层细胞为立方形或矮柱状，细胞分界不清楚，可根据细胞核分布的情况判断细胞的形状；中间数层细胞为多边形或倒梨形，比基底细胞大且分界清楚，核圆，位于细胞中央；表层细胞大，分界清楚，染色清楚。表层细胞游离面的细胞质着色深红，有防止尿液侵蚀的作用，表层细胞称盖细胞。充盈状态（图 2-7B）：注意观察表层细胞变扁（但细胞体积比复层扁平上皮表层细胞要大），游离面细胞质染色仍然较深。

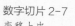
数字切片 2-7
变移上皮

切片解读 2-7
变移上皮

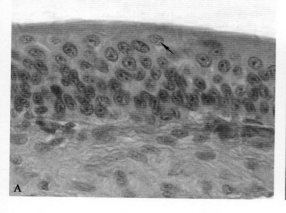
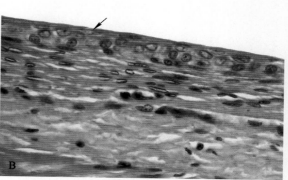

图 2-7　变移上皮（transitional epithelium）（高倍镜）
A. 空虚状态　B. 充盈状态
↙盖细胞细胞核（nucleus of tectorial cell）

（莫中成　宫晓洁）

复习思考题

1. 描述单层柱状上皮的组织结构。

2. 描述膀胱空虚状态及充盈状态下变移上皮的组织结构。

数字课程学习……

 电子图片　　 图片自测　　💻 教学 PPT　　👤 知识拓展

第三章

固有结缔组织

关键词

疏松结缔组织（loose connective tissue） 致密结缔组织（dense connective tissue） 脂肪组织（adipose tissue） 胶原纤维（collagenous fiber） 弹性纤维（elastic fiber） 成纤维细胞（fibroblast） 巨噬细胞（macrophage） 浆细胞（plasma cell） 肥大细胞（mast cell）

人体内有一种组织，其结构特点与上皮组织的细胞多、间质少、细胞有极性、一般无血管等特点相反，这种组织就是结缔组织。

导学微课（第三章）

一、目的与要求

1. 掌握疏松结缔组织的结构特点。

2. 掌握疏松结缔组织中成纤维细胞、巨噬细胞、浆细胞、肥大细胞、胶原纤维、弹性纤维的形态特点。

3. 掌握不规则致密结缔组织和脂肪组织的结构特点。

4. 了解规则致密结缔组织的结构特点。

5. 了解网状组织的结构特点。

6. 辨认电镜结构：成纤维细胞、浆细胞、巨噬细胞、肥大细胞。

二、切片观察

（一）疏松结缔组织 – 切片（HE 染色）

观察要点：成纤维细胞、巨噬细胞、胶原纤维。

1. 肉眼　小肠管壁中浅染的带状区域为黏膜下层，即本片观察的部位。

2. 低倍镜（图 3-1A）　疏松结缔组织中纤维排列疏松，染为粉红色，被切成各种断面。基质多未着色，细胞数量少，大多数为成纤维细胞，其细胞核被染成蓝色。

3. 高倍镜（图 3-1B）

（1）成纤维细胞：镜下所见细胞核主要为成纤维细胞的核，细胞核较大，呈卵圆形，细胞质较丰富，呈弱嗜碱性。由于细胞质着色与胶原纤维相近，故多数细胞轮廓不清。

（2）巨噬细胞：数量少，细胞核呈圆形、深染，细胞质呈嗜酸性。

（3）浆细胞：呈卵圆形，细胞质呈嗜碱性，呈紫蓝色。有时可见细胞质中核旁有一淡染区。核圆形，常偏于一侧，核内染色质呈车轮状分布。

其他细胞较少，不易识别。

（4）纤维：胶原纤维粗细不均，方向不一，染成粉红色，呈带状、块状或点状断面。弹性纤维呈细丝状或点状结构，具有折光性。调节细调旋钮，可见组织中有亮红色点状或细丝状结构，

数字切片 3-1
疏松结缔组织切片

切片解读 3-1
疏松结缔组织切片

电镜照片 3-1
成纤维细胞（TEM）

电镜照片 3-2
浆细胞（TEM）

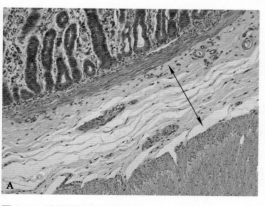

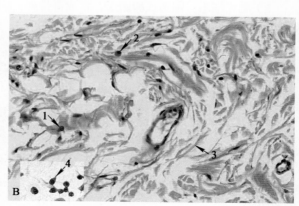

图 3-1　疏松结缔组织切片（loose connective tissue section）

A. 低倍镜（箭头所在区域）　B. 高倍镜

1. 成纤维细胞（fibroblast）；2. 巨噬细胞（macrophage）；3. 胶原纤维（collagenous fiber）；4. 浆细胞（plasma cell）

即弹性纤维，需借助弹性纤维特殊染色法才能显示清楚。

数字切片 3-2
疏松结缔组织铺片

切片解读 3-2
疏松结缔组织铺片

图 3-2 疏松结缔组织铺片（loose connective tissue stretched preparation）
A. 台盼蓝注射+HE 染色 B. 硫瑾-地衣红染色
1. 成纤维细胞（fibroblast）；2. 巨噬细胞（macrophage）；3. 胶原纤维（collagenous fiber）；4. 弹性纤维（elastic fiber）；5. 肥大细胞（mast cell）

（二）疏松结缔组织－铺片（台盼蓝注射+HE 染色，硫瑾－地衣红染色）

观察要点：成纤维细胞、巨噬细胞、胶原纤维、弹性纤维。

1. **肉眼** 铺片中纵横交错的丝状结构为纤维，厚薄不均。

2. **低倍镜** 纤维粗细不等，胶原纤维为粉红色带状，弹性纤维为紫蓝色的细丝状。

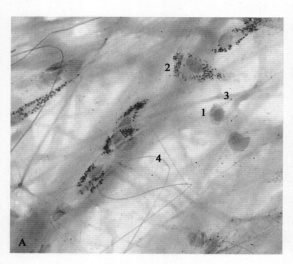
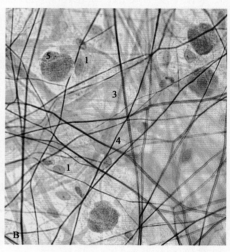

3. **高倍镜**（图 3-2） 选择组织较薄的、细胞和纤维较分散的部位进行观察。

（1）纤维

1）胶原纤维：粗大，为粉红色直行或波浪状的带状结构，可见分支。

2）弹性纤维：细小，为紫蓝色直行、弯曲或螺旋状的细丝，分支少。

（2）细胞

1）成纤维细胞：星形，多突起；核呈紫蓝色，圆形或卵圆形；细胞质较丰富，呈粉红色。

2）巨噬细胞：圆形、椭圆形或不规则形；细胞质丰富，含吞噬的台盼蓝染料颗粒；细胞核小、着色较深，呈圆形或卵圆形。

电镜照片 3-3
巨噬细胞（TEM）

电镜照片 3-4
肥大细胞（TEM）

3）肥大细胞：圆形或卵圆形，常成群排列；细胞质内充满粗大、均匀的紫蓝色异染性颗粒；核呈圆形或卵圆形，棕红色，染色浅。

（三）不规则致密结缔组织和脂肪组织（HE 染色）

观察要点：胶原纤维、脂肪细胞。

1. **肉眼** 一侧深染的线状结构为表皮（角化的复层扁平上皮），其下浅染的为真皮及皮下组织。

2. **低倍镜**（图 3-3） 从表皮向内观察，表皮深层密集的深红色切面为真皮，即不规则致密结缔组织。

视野再向深层移动，可见疏松结缔组织，即皮下组织，其间可见大量脂肪细胞密集排列，即脂肪组织。

数字切片 3-3
不规则致密结缔组织和脂肪组织

切片解读 3-3
不规则致密结缔组织和脂肪组织

3. **高倍镜** 不规则致密结缔组织因胶原纤维排列方向不一致，故切片中可见不同的粉红色断面。纤维之间染成紫蓝色的细胞核，主要为成纤维细胞的核。细胞外基质较少，未着色。

脂肪组织由大量脂肪细胞构成，脂肪细胞呈球形或多边形，在制片过程中，脂滴被溶解，细

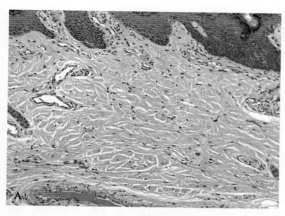
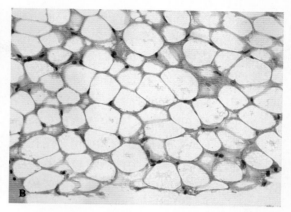

图 3-3　不规则致密结缔组织和脂肪组织（低倍镜）
A. 不规则致密结缔组织（dense irregular connective tissue）　B. 脂肪组织（adipose tissue）

胞呈空泡状。细胞核呈扁圆形，位于细胞边缘。脂肪细胞之间可见少量疏松结缔组织。

（四）规则致密结缔组织（HE 染色）

观察要点：胶原纤维、腱细胞。

1. 肉眼　切片中红色条状结构为肌腱的纵切面。

2. 低倍镜、高倍镜（图 3-4）　纵切面上，胶原纤维呈粗大的束状、平行排列，染为红色。成纤维细胞（腱细胞）单行排列于胶原纤维束之间，呈长梭形，胞质少，胞核呈杆状或椭圆形。

（五）网状组织（HE 染色）

观察要点：网状组织中的网状细胞。

1. 肉眼　标本中周边深染的为淋巴结皮质，中央浅染的为髓质。

2. 低倍镜（图 3-5）　观察中央髓质区域，可见许多小而圆、深染的细胞核密集构成的条索，即淋巴结髓索；髓索之间有大而不规则的浅染区域为髓窦，为本片观察的重点区域，转高倍镜下观察。

3. 高倍镜　髓窦中细胞核大而圆，浅染，核仁清楚，细胞质呈星状多突的细胞即网状细胞。

浆细胞呈卵圆形，细胞质呈嗜碱性，呈紫蓝色。有时可见细胞质中核旁有一淡染区。核圆形，常偏于一侧，核内染色质呈车轮状分布。

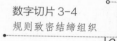
数字切片 3-4
规则致密结缔组织

切片解读 3-4
规则致密结缔组织

数字切片 3-5
网状组织

切片解读 3-5
网状组织（淋巴结）

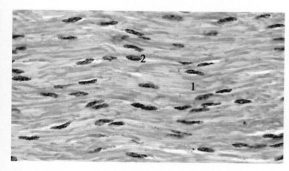
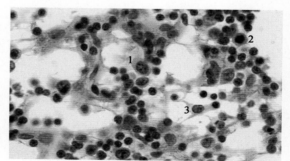

图 3-4　规则致密结缔组织（dense regular connective tissue）
1. 胶原纤维（collagenous fiber）；2. 成纤维细胞（fibroblast）

图 3-5　网状组织（reticular tissue）
1. 浆细胞（plasma cell）；2. 巨噬细胞（macrophage）；3. 网状细胞（reticular cell）

数字切片 3-6
网状组织

切片解读 3-6
网状组织（脾）

（六）网状组织（硝酸银染色）

观察要点：网状组织中的网状纤维。

1. 肉眼　标本中分散深染的为脾的白髓，其间稀疏浅染的为红髓。

2. 低倍镜（图 3-6）　可见许多黑色的细而短的细丝（即网状纤维）交错成网，网孔中含圆形的细胞核。网孔中细胞核较多的为白髓，细胞核较少的为红髓，选择红髓区域在高倍镜下观察。

3. 高倍镜　黑色的细而短、分支多的细丝为网状纤维，交错成网。网孔中圆形深染的细胞核多为淋巴细胞的核。

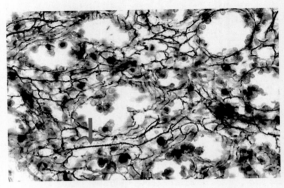

图 3-6　网状组织（reticular tissue）（硝酸银染色）
↓网状纤维（reticular fiber）

（周　爽）

复习思考题

1. 描述成纤维细胞、巨噬细胞、浆细胞和肥大细胞的光镜和电镜下的形态结构。
2. 列表比较疏松结缔组织三种纤维的分布部位和特点。
3. 查找资料，了解结缔组织病的发病机制。

数字课程学习……

电子图片　　图片自测　　教学 PPT　　知识拓展

第四章

软骨和骨

关键词

透明软骨（hyaline cartilage） 软骨细胞（chondrocyte） 同源细胞群（isogenous group） 骨单位（osteon） 骨小管（bone canaliculus） 骨陷窝（bone lacuna） 骨板（bone lamella） 骨祖细胞（osteoprogenitor cell） 成骨细胞（osteoblast） 骨细胞（osteocyte） 破骨细胞（osteoclast）

软骨是人体胚胎时期的骨骼，成体仅有少量散在分布。第 5 周人胚开始形成骨，此后不断生长，女性到 16 岁左右骨停止生长，男性到 18 岁左右。胸骨至 25 岁左右不再硬化，但其他骨头的强度和钙量仍不断增加，直到 35 岁左右停止。在人的大半生中，骨不断改造，骨组织不断耗损和补充。99% 的钙储存于骨中，以每天 3% ~ 5% 的速度进行更新。

导学微课（第四章）

一、目的与要求

1. 观察透明软骨，掌握同源细胞群及软骨细胞的光镜结构特点。
2. 观察骨组织的结构，掌握骨切片的结构及其骨单位的结构特点。
3. 准确辨认骨单位和骨小管。
4. 了解弹性软骨和纤维软骨的光镜结构。
5. 了解软骨性骨发生，掌握成骨细胞和破骨细胞的结构特点。

二、切片观察

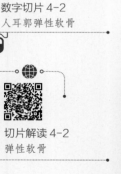

数字切片 4-1
透明软骨 HE 染色

切片解读 4-1
透明软骨

（一）透明软骨（HE 染色）

观察要点：同源细胞群、软骨细胞。

1. 肉眼　观察标本中的软骨部分，可见周围有染成浅红色的软骨膜，中间染成紫蓝色的部分是软骨组织。

2. 低倍镜（图 4-1）

（1）软骨膜：为软骨周边的薄层致密结缔组织，染成粉红色。外层纤维多，内层有小梭形的骨祖细胞。

（2）软骨组织：可见大量均质的软骨基质，浅层染成淡紫色，深层染成深紫色。其中分散有许多软骨细胞，但看不见纤维。浅层的软骨细胞小而扁，单个存在；向软骨中部，细胞逐渐增大变圆，常三五成群存在，互相挤压成半圆形，称为同源细胞群。围绕在软骨细胞周围嗜碱性强的基质是软骨囊。软骨囊由软骨的浅层向深层逐渐变得明显。

3. 高倍镜　软骨细胞位于软骨陷窝内，细胞核皱缩变小，呈深紫蓝色。在生活状态时，软骨细胞充满整个软骨陷窝；制片时，固定、脱水会导致细胞收缩为星形或不规则形，使细胞与软骨囊之间出现透亮的空隙。

数字切片 4-2
人耳郭弹性软骨

切片解读 4-2
弹性软骨

（二）弹性软骨（Verhoeff 染色）

观察要点：软骨膜、软骨细胞。

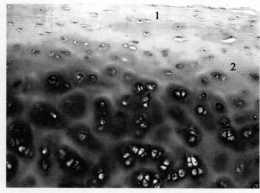

图 4-1　透明软骨（hyaline cartilage）（低倍镜）
1. 软骨膜（perichondrium）；2. 软骨基质（cartilage matrix）；3. 同源细胞群（isogenous group）

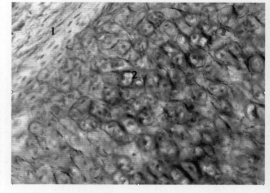

图 4-2　人耳郭弹性软骨（elastic cartilage of human auricle）（低倍镜）
1. 软骨膜（perichondrium）；2. 软骨细胞（chondrocyte）

1. 肉眼　标本中央紫蓝色的部分是弹性软骨，周围染色淡的部分是皮肤。

2. 低倍镜（图 4-2）　软骨表面是薄层的软骨膜。软骨基质中有被染成蓝色的弹性纤维，交织成网，在软骨细胞周围，纤维排列致密。

数字切片 4-3
纤维软骨

（三）纤维软骨（HE 染色）

观察要点：胶原纤维、软骨细胞。

低倍镜（图 4-3）　成束的胶原纤维染成粉红色，呈波纹状走行，纵横相间排列。在纤维束之间有少量的软骨细胞，较小，成行排列，细胞界限不清，同源细胞群少见，软骨囊不明显。

切片解读 4-3
纤维软骨

（四）骨切片（密质骨）（HE 染色）

观察要点：骨膜、环骨板、骨单位、间骨板。

数字切片 4-4
骨切片

1. 肉眼　在一般情况下，圆形或略呈三角形的部分是骨干的横切面，呈长方形的部分是骨干的纵切面。

2. 低倍镜（图 4-4）　选择骨干的横切面，由外向内进行观察。

（1）骨外膜：位于骨干的外表面，由致密结缔组织构成，某些部分有脱落现象。

（2）外环骨板：较厚，在骨外膜的内侧，为数层或十几层排列整齐的环形骨板，与骨表面平行，其内含直径较小的穿通管。

切片解读 4-4
骨切片

（3）骨单位（哈弗斯系统）：此层最厚，位于外环骨板内侧。骨单位呈圆、卵圆或不规则形，大小不等。由数层环形的骨单位骨板（哈弗斯骨板）呈同心圆状围绕中央管构成（有的中央管内可见结缔组织、血管和神经，有的因组织脱落而成空腔）。

（4）间骨板：在骨单位之间或骨单位与内、外环骨板之间的一些排列不规则的骨板。

（5）内环骨板：位于骨干的内侧，较薄，面向骨髓腔，仅由数层骨板构成，排列不规则并常有间断，表面附有骨小梁。骨小梁为针状突起，也是由数层骨板构成。

（6）骨内膜：附着在骨小梁和内环骨板的表面，以及中央管和穿通管的内表面，是一些薄层致密结缔组织，由于连接不牢，常有脱落。

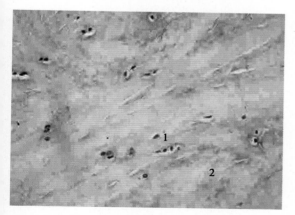

图 4-3　人椎间盘纤维软骨（fibrocartilage of human intervertebral disc）（低倍镜）
1. 软骨细胞（chondrocyte）；2. 胶原纤维（collagenous fiber）

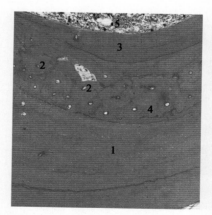

图 4-4　骨切片（bone section）（低倍镜）
1. 外环骨板（outer circumferential lamella）；2. 骨单位（osteon）；3. 内环骨板（inner circumferential lamella）；4. 间骨板（interstitial lamella）；5. 骨髓腔（marrow cavity）

3. 高倍镜

（1）骨外膜：可分为两层。外层致密，纤维较多；内层疏松，细胞和血管丰富。

（2）骨陷窝：骨板明暗相间，其间可见梭形小腔为骨陷窝，骨细胞的胞体在骨陷窝内，但大部分细胞已经萎缩，只能看到染成蓝色的核，有的细胞已经脱落。

（3）骨小管：从骨陷窝向周围发出的许多细的小管，在 HE 染色中无法显示出来。

数字切片 4-5
骨单位

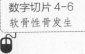

切片解读 4-5
骨磨片

（五）骨磨片（大丽紫浸染）

观察要点：骨单位（哈弗斯系统）、中央管、骨陷窝、骨小管。

1. 肉眼　可见一块紫色的组织，其内可见深色的小点。

2. 低倍镜　可见许多骨单位的横切面及其间的间骨板。中央管内充满紫色的染料。骨陷窝呈不规则的梭形，围绕中央管呈卫星状排列成数层。骨陷窝内也充满紫色的染料。

3. 高倍镜（图 4-5）　见梭形的骨陷窝向周围发出许多细丝状的结构，即骨小管，呈紫色，为骨细胞突起所在的腔隙，相邻骨陷窝之间的骨小管彼此连通。在每个骨单位表面，有折光性较强的黏合线，骨小管一般在此终止。

（六）软骨性骨发生（脱钙 HE 染色）

观察要点：软骨增生区、软骨钙化区、成骨区。

1. 肉眼　染色淡的指骨两端是软骨组织，染色较深的中间部分是已形成的骨组织与骨髓，深浅色交界处就是成骨的部位。

数字切片 4-6
软骨性骨发生

2. 低倍镜（图 4-6）　找到骺端，然后由此部向骨干依次观察。

（1）软骨储备区：是未变化的透明软骨，淡蓝色的软骨基质中有许多软骨陷窝，多呈扁平状。陷窝内有幼稚的软骨细胞，胞体比较小。

（2）软骨增生区：在软骨储备区的骨干侧。软骨细胞分裂增殖，沿骨的长轴排列成行，越靠

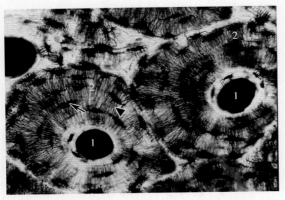

图 4-5　骨单位（osteon）（大丽紫浸染，高倍镜）
1. 中央管（central canal）；2. 骨单位骨板（osteon lamella）
↖骨陷窝（bone lacuna）；▲骨小管（bone canaliculus）

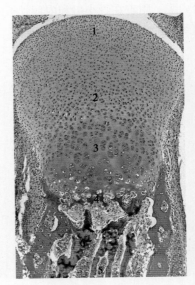

图 4-6　软骨内成骨（endochondral ossification）（低倍镜）
1. 软骨储备区（reserve cartilage zone）；2. 软骨增生区（proliferating cartilage zone）；3. 软骨钙化区（calcified cartilage zone）；4. 成骨区（ossification zone）；5. 初级骨髓腔（primary marrow cavity）；6. 骨小梁（bone trabecula）

近骨髓腔，细胞体积也越大。在同一行的细胞之间，只剩下少量软骨基质，但行列之间的部分基质较多。

（3）软骨钙化区：在此区内，软骨细胞停止分裂，细胞体积和软骨陷窝进一步增大，细胞质中出现空泡，细胞核皱缩变小，染色较深，呈退化现象。软骨基质增多并有钙盐沉着，染成深蓝色。

（4）成骨区：此区钙化的软骨基质已被破骨细胞破坏，形成许多腔隙，并有血管和结缔组织侵入。成骨细胞在残留的软骨基质表面排列成层，进行造骨，形成骨小梁。骨小梁不规则，被染成红色。

（5）骨髓腔：骨小梁破坏吸收后，很多小腔相互合并形成大腔，即骨髓腔，其中充满造血组织和血窦，也含有成骨细胞和破骨细胞。

（6）骨干：骨外膜下面有一层很厚的骨组织，染成粉红色，就是骨干的雏形，其中有许多小腔，就是原始的中央管。

（7）骨外膜：是一层很厚的致密结缔组织，可分为内、外两层。内层细胞较多，外层纤维较多。

3. 高倍镜

（1）成骨细胞：多位于骨小梁的一侧和骨外膜的内侧，胞体小，呈柱状或椭圆形，细胞质呈嗜碱性，染成紫蓝色，多个成骨细胞常排列成一排。

（2）破骨细胞：多位于骨小梁的凹陷处，单个存在，胞体大而不规则，细胞质呈嗜酸性，染成红色，胞体内可见多个卵圆形的细胞核。

（3）骨细胞：位于红色新生骨组织内，单个散在分布，形状不规则，细胞质呈嗜碱性，染成紫蓝色，其胞体周围明亮的空隙为骨陷窝。

（杜来玲　白生宾）

光镜及电镜照片 4-1
成骨细胞与破骨细胞

复习思考题

1. 描述透明软骨的组织结构特点。
2. 三种软骨有哪些相同点？有哪些不同点？
3. 描述骨组织中细胞类型及特点。
4. 以长骨为例，简述骨的组织学结构。
5. 结合骨的发生，简述骨是如何增长、增粗的。

数字课程学习······

 电子图片　　　　图片自测　　　教学 PPT　　　知识拓展

第五章

血液

关键词

红细胞（erythrocyte） 中性粒细胞（neutrophil） 嗜酸性粒细胞（eosinophil）

嗜碱性粒细胞（basophil） 单核细胞（monocyte） 淋巴细胞（lymphocyte）

网织红细胞（reticulocyte）

血液是流动于心血管内的液态组织，由血细胞（红细胞、白细胞、血小板）和血浆组成，属于广义的结缔组织。血细胞主要由骨髓生成。当血液流经骨髓组织时，成熟的血细胞加入循环血液，及时补充衰老死亡的细胞成分。常采用涂片法观察血液和骨髓组织中的细胞成分。

导学微课（第五章）

一、目的与要求

1. 观察血涂片，掌握红细胞及各类白细胞形态，熟悉血小板的形态。
2. 熟悉白细胞分类计数方法。
3. 了解红骨髓的结构及血细胞发生过程中形态变化的基本规律。
4. 辨认电镜结构：中性粒细胞、嗜酸性粒细胞、嗜碱性粒细胞、血小板。

二、切片观察

血涂片［瑞特（Wright）或吉姆萨（Giemsa）染色］

观察要点：血液各种有形成分的形态结构特点（以吉姆萨染色为例）。

1. **肉眼** 经染色后的血涂片为淡橘红色，因制作方法不同于切片，其外观也有别于切片材料。涂片标本一般较细腻、平整，稍加注意即可辨认。

2. **低倍镜** 选血膜均匀、染色较浅的部位置于低倍镜下，数量众多的红细胞分散或成群附着于玻片上，在红细胞之间可看到细胞核染成紫蓝色的白细胞。挑选细胞分散、有核细胞较多的区域，转高倍镜对各类血细胞逐一仔细观察。

3. **高倍镜**

（1）红细胞（图 5-1）：为镜下主要细胞，正常为圆形、卵圆形，体积大小较接近，细胞无核，细胞质呈橘红色，多数红细胞周边着色较深，中央着色浅。

（2）白细胞：观察时应根据细胞大小、细胞质内特殊颗粒的类型、细胞质染色特征和细胞核形态及分叶特征，区分出五种不同类型的白细胞：中性粒细胞、嗜酸性粒细胞、嗜碱性粒细胞、淋巴细胞和单核细胞。

1）中性粒细胞（图 5-2）：在白细胞中数量最多，细胞呈圆形或卵圆形，直径为 10~12 μm；细胞核形态多样，核分 2~5 叶，以 2~3 叶居多；细胞质呈浅红色，细胞质内可见数量较多、细小的浅红色颗粒，颗粒染色不易与细胞质染色区分。

2）嗜酸性粒细胞（图 5-3）：胞体较大，数量少于中性粒细胞，直径为 10~15 μm；核形态较饱满，以 2~3 叶多见；细胞质内充满粗大、均匀、橘红色嗜酸性颗粒。

数字切片 5-1
红细胞

切片解读 5-1
血涂片

数字切片 5-2
中性粒细胞

数字切片 5-3
嗜酸性粒细胞

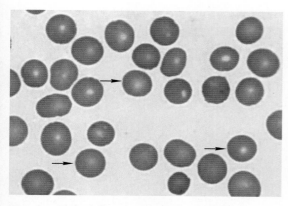

图 5-1 →红细胞（erythrocyte）

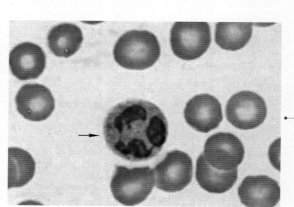

图 5-2 →中性粒细胞（neutrophil）

电镜照片 5-1
中性粒细胞（TEM）

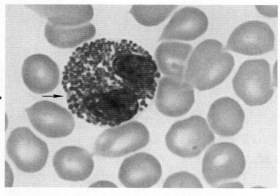

图 5-3　→嗜酸性粒细胞（eosinophil）

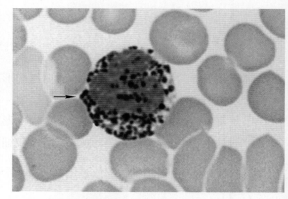

图 5-4　→嗜碱性粒细胞（basophil）

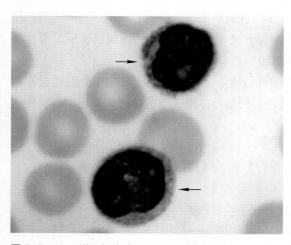

图 5-5　←→淋巴细胞（lymphocyte）

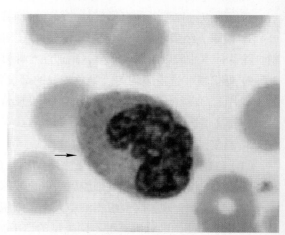

图 5-6　→单核细胞（monocyte）

3）嗜碱性粒细胞（图 5-4）：数量少，不易找到，细胞大小与中性粒细胞相近；细胞核着色浅，分叶不明显；细胞质内可见分布不均、形态不规则、大小不等的深蓝色颗粒。

4）淋巴细胞（图 5-5）：外周血涂片可以观察到中、小淋巴细胞。小淋巴细胞呈圆形，体积与红细胞相近，核大圆形，因异染色质多聚集成块而深染，一侧常可见凹陷，有少量天蓝色细胞质环绕细胞核。中淋巴细胞体积较大，以卵圆形多见，细胞质较少，深蓝色，细胞质内可见少量嗜天青颗粒。

5）单核细胞（图 5-6）：体积最大，直径为 14～20 μm，细胞呈卵圆形或椭圆形；细胞核呈肾形、卵圆形或马蹄铁形，核内异染色质较少，染色较浅，呈网格状；细胞质较丰富，染色灰蓝，细胞质内可见少量嗜天青颗粒。

（3）血小板（图 5-7）：体积较小（为红细胞直径的 1/4～1/3），形态多样。因血小板与凝血有关，在制作血涂片时容易造成分布上的不均等和成群现象，观察时应注意。少数单个存在的血小板呈不规则的胞质小块，中央含

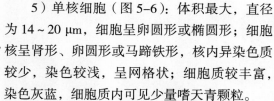

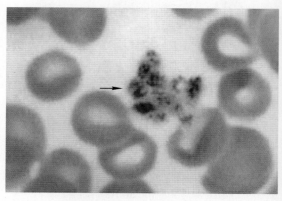

图 5-7　→血小板（blood platelet）

紫蓝色血小板颗粒，为颗粒区；周边呈均质极浅的蓝染区域，为透明区。

（王忠华　杜宝玲）

电镜照片 5-4
血小板（TEM）

复习思考题

1. 描述三种粒细胞的特殊颗粒的染色反应、大小和分布有什么不同。
2. 单核细胞和淋巴细胞的形态有何异同？
3. 网织红细胞中的网状结构由何种细胞器构成？有何功能？

数字课程学习……

电子图片　　图片自测　　☎教学 PPT　　☷知识拓展

第六章

肌组织

关键词

骨骼肌（skeletal muscle） 心肌（cardiac muscle） 平滑肌（smooth muscle）

　　肌组织是一种具有舒缩能力的组织，由特殊分化的肌细胞构成，许多肌细胞聚集在一起，被结缔组织包围形成肌束，其间有丰富的毛细血管和神经分布。肌组织主要功能是将化学能转变为机械能，引发收缩，完成机体的各种动作及体内各脏器的活动。

 导学微课（第六章）

一、目的与要求

1. 观察骨骼肌的光镜结构，掌握纵切面上横纹的结构，横切面上肌内膜、肌束膜的结构。
2. 观察心肌的光镜结构，掌握纵切面上闰盘、横纹的结构。
3. 观察平滑肌的光镜结构，熟悉平滑肌的结构特点。
4. 辨认电镜结构：肌原纤维、肌浆网、三联体、闰盘。

二、切片观察

（一）骨骼肌（HE 染色）

观察要点：细胞核、横纹、肌内膜、肌束膜。

1. 肉眼　长方形的是骨骼肌的纵切面，椭圆形的是骨骼肌的横切面。
2. 低倍镜（图 6-1）

（1）纵切面：骨骼肌纤维呈粉红色，平行排列，密集成束，束间有疏松结缔组织。

（2）横切面：可见界限清楚的肌纤维和肌纤维束，肌纤维束周围的结缔组织为肌束膜（perimysium），肌束膜分支入内，包裹在每条肌纤维周围，称肌内膜（endomysium）。

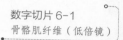

数字切片 6-1
骨骼肌纤维（低倍镜）

切片解读 6-1
骨骼肌

数字切片 6-2
骨骼肌纤维（高倍镜）

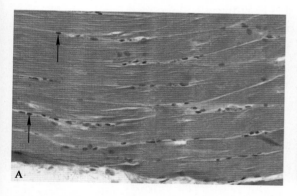
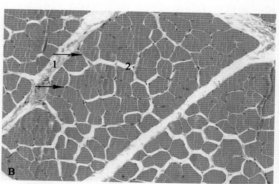

图 6-1　骨骼肌纤维（skeletal muscle fiber）（低倍镜）
A. 纵切面　B. 横切面
↓：细胞核（nucleus）；
1. 肌束膜（perimysium）；2. 肌内膜（endomysium）

3. 高倍镜（图 6-2）

（1）纵切面：骨骼肌纤维平行呈带状，肌纤维肌质内为大量与细胞长轴平行的肌原纤维。肌纤维的肌质染成粉红色，每条肌纤维有数十个细胞核，呈扁椭圆形，分布于肌膜下方。下降集光

电镜照片 6-1
肌原纤维（TEM）

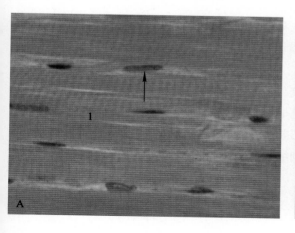
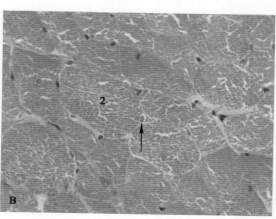

图 6-2　骨骼肌纤维（skeletal muscle fiber）（高倍镜）
A. 纵切面　B. 横切面
1. 横纹（cross striation）；
2. 肌原纤维（myofibril）；
↑细胞核（nucleus）

电镜照片 6-2
肌浆网与三联体（TEM）

器，使光线稍暗，在每条肌纤维上可清晰地看见明暗相间的横纹，着色深处为暗带（dark band），着色浅处为明带（light band），明带中央的暗线为 Z 线，暗带中央淡处称 H 带，H 带中间的暗线为 M 线。相邻两条 Z 线之间的一段肌原纤维为一个肌节（sarcomere）。

（2）横切面：骨骼肌纤维呈圆形或多边形，肌膜下有数个着紫蓝色的圆形细胞核。肌纤维内含有许多着红色、被切成点状的肌原纤维（myofibril），肌原纤维之间是肌质，呈淡粉色。

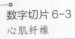

数字切片 6-3
心肌纤维

（二）心肌（HE 染色）

观察要点：细胞核、横纹、闰盘。

1. 肉眼　为一块粉红色的心肌组织。

2. 低倍镜　可见心肌纤维的各种切面。纵切面下的心肌纤维呈短柱状，其分支互相连接，吻合成网。横切面下的心肌纤维呈不规则形。

切片解读 6-2
心肌

3. 高倍镜（图 6-3）

（1）纵切面：心肌纤维有横纹，但不如骨骼肌明显，相邻心肌细胞相接触的部位可见有深染的阶梯状线条，称闰盘，它是心肌纤维的特点之一。核呈卵圆形，位于肌纤维中央，一般 1～2 个。核周围染色较浅，可见棕黄色的脂褐素颗粒。肌纤维间有少量的结缔组织及血管。

（2）横切面：肌纤维呈圆形、卵圆形或不规则形，粗细不均。有的切面含细胞核，有的切面不含细胞核。核呈圆形，位于肌纤维中央。肌质丰富，多聚集在核的周围，使核周部分染色较浅。被横切的肌原纤维呈细小点状，均匀分布在肌纤维的边缘。

电镜照片 6-3
闰盘（TEM）

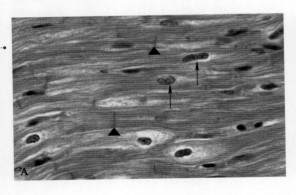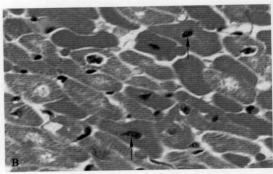

图 6-3　心肌纤维
（cardiac muscle fiber）
A. 纵切面　B. 横切面
↑细胞核（nucleus）
▲闰盘（intercalated disk）

数字切片 6-4
平滑肌纤维

（三）平滑肌（HE 染色）

观察要点：肌质、细胞核。

1. 肉眼　标本上凸凹不平侧为小肠的腔面，外层染成粉红色的部分为小肠的平滑肌层。

2. 低倍镜　找到肌层，可清楚地见到纵、横切面的平滑肌纤维。

切片解读 6-3
平滑肌

3. 高倍镜（图 6-4）

（1）纵切面：平滑肌纤维呈长梭形，无横纹，肌质呈嗜酸性，被染成粉红色，核呈长椭圆形或杆状，位于肌纤维中央，着色较深，其中可见 1～2 个核仁。

（2）横切面：平滑肌纤维呈大小不等的圆形或多边形。若为肌纤维中央切面，可见圆形的细胞核；若为肌纤维两端切面，则肌纤维内看不到细胞核。

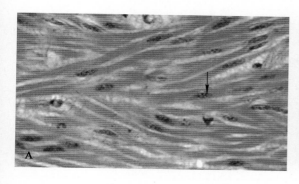 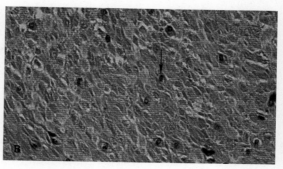

图6-4　平滑肌纤维
（smooth muscle fiber）
A. 纵切面　B. 横切面
↓细胞核（nucleus）

（郎尉雅　廉　洁）

复习思考题

1. 比较三种肌纤维的光镜结构和超微结构的差异。
2. 描述肌外膜、肌束膜、肌内膜、肌膜在肌组织内的分布。

数字课程学习……

电子图片　　图片自测　　📺教学 PPT　　知识拓展

第七章

神经组织

关键词

神经组织（nerve tissue） 神经元（neuron） 尼氏体（Nissl's body） 神经原纤维（neurofibril） 神经胶质细胞（neuroglial cell） 突触（synapse） 神经纤维（nerve fiber） 神经末梢（nerve ending） 髓鞘（myelin sheath） 郎飞结（Ranvier node） 运动终板（motor end plate） 肌梭（muscle spindle）

　　神经组织是机体的四大基本组织之一，主要由神经元和神经胶质细胞构成。两者通过不同的组合形成了神经核团、神经节、神经纤维和神经末梢等结构。所以要认识神经组织，就要从了解神经元和神经胶质细胞着手。

导学微课（第七章）

一、目的与要求

1. 掌握神经元和神经纤维的组织结构。
2. 掌握神经末梢的类型及化学性突触的组织结构。
3. 了解神经胶质细胞的分类及组织结构特点。
4. 辨认电镜结构：突触、有髓神经纤维、运动终板。

二、观察切片

（一）多极神经元（脊髓）（HE 染色）

观察要点：细胞核、尼氏体、轴丘。

1. **肉眼**　脊髓横断面呈椭圆形，中央蝴蝶形染色稍深者为脊髓灰质，蝴蝶翅膀较为宽大的部分为脊髓灰质前角，在此处观察多级神经元。

2. **低倍镜**（图 7-1）　首先找到脊髓中央管，再向两侧推移找到脊髓灰质前角，其内有许多体积较大、多突起的细胞，即多极神经元。

3. **高倍镜**（图 7-2）　神经元胞体内含有许多紫色团块或颗粒状物，为尼氏体（Nissl's body）。核大而圆，染色浅，核仁明显。因神经元的轴突只有一个，较难见到，切到的轴丘内无尼氏体。树突为多个，含尼氏体。神经元周围有许多体积小的细胞核，此为神经胶质细胞细胞核，可根据核的大小判断种类。脊髓内毛细血管丰富，管壁薄。

数字切片 7-1
脊髓

切片解读 7-1
脊髓和多极神经元

数字切片 7-2
多极神经元

电镜照片 7-1
突触（TEM）

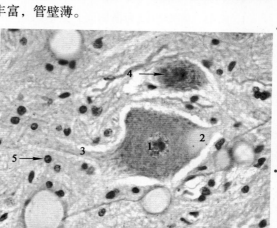

图 7-1　脊髓灰质前角内多级神经元（multipolar neurons in the anterior horn of spinal cord gray matter）（低倍镜）
→ 多极神经元（multipolar neuron）

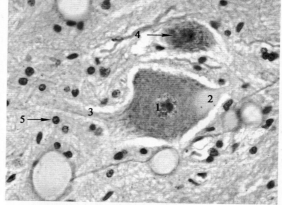

图 7-2　脊髓灰质前角内多级神经元（multipolar neurons in the anterior horn of spinal cord gray matter）（高倍镜）
1. 神经元细胞核（neuron nucleus）；2. 轴丘（axon hillock）；3. 树突（dendrite）；4. 尼氏体（Nissl's body）；5. 神经胶质细胞细胞核（nucleus of neuroglial cell）

（二）星形胶质细胞（脑）（镀银染色）

观察要点：两种星形胶质细胞形态特征。

1. **低倍镜**　可见胞体比神经元小的棕黄色多突起的星形细胞。

2. **高倍镜**（图 7-3）

（1）原浆性星形胶质细胞：多分布在灰质，与神经元相伴随，细胞的突起短而粗，分支较

数字切片 7-3
星形胶质细胞

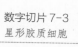

切片解读 7-2
神经胶质细胞

图 7-3　大脑胶质细胞
（cerebral glial cells）
（镀银染色，高倍镜）
1. 原浆性星形胶质
细胞（protoplasmic
astrocyte）；2. 锥体细
胞（pyramidal cell）；
3. 纤维性星形胶质细
胞（fibrous astro-
cyte）

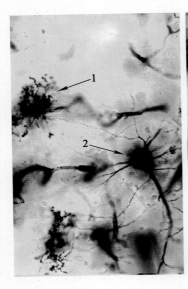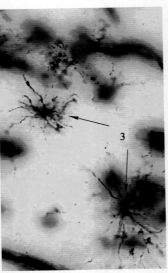

多，表面粗糙。

（2）纤维性星形胶质细胞：多分布在白质，周围见不到神经元胞体。细胞的突起长而直，分支较少，表面光滑。

数字切片 7-4、7-5
神经和神经纤维横切
及纵切

切片解读 7-3
神经纤维和神经

电镜照片 7-2
有髓神经纤维（SEM）

（三）神经纤维和神经（坐骨神经）（HE 染色）

观察要点：髓鞘、郎飞结、神经束膜、神经外膜、神经内膜。

1. 肉眼　圆形组织为横切面，条形组织为纵切面。

2. 低、高倍镜

（1）横切面（图 7-4）：①神经外膜：包绕在最外层的结缔组织；②神经束膜：包绕每一神经束，外层为结缔组织，内为多层扁平上皮细胞；③神经内膜：每条神经纤维表面的薄层结缔组织；④神经纤维：呈大小不等的圆形结构，中央的紫红色小点为轴突，周围浅染区为髓鞘。

（2）纵切面（图 7-5）：神经纤维平行排列，由于排列比较紧密，故每条神经纤维界限不易

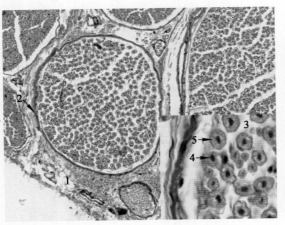

图 7-4　神经和神经纤维横切面（cross section of never and nerve fiber）（低 / 高倍镜）
1. 神经外膜（epineurium）；2. 神经束膜（perineurium）；3. 神经内膜（endoneurium）；4. 轴突（axon）；5. 髓鞘（myelin sheath）

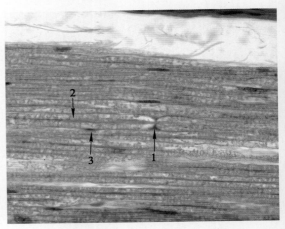

图 7-5　神经纤维纵切面（longitudinal section of nerve fiber）（高倍镜）
1. 郎飞结（Ranvier node）；2. 轴突（axon）；3. 施万细胞细胞核（Schwann cell nucleus）

辨认。①轴突：位于神经纤维中央，为一条红色线状结构；②髓鞘：位于轴突两侧，染色浅，呈稀网状，这是由制片过程中髓鞘的类脂被乙醇溶解，残留少量蛋白质所致；③神经膜：施万细胞于髓鞘最外层形成神经膜，可见长卵圆形的施万细胞细胞核；④郎飞结：在相邻两个施万细胞交界区域，有髓神经纤维的髓鞘表面明显凹陷。

数字切片 7-6
运动终板

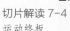

（四）运动终板（氯化金镀银染色）

观察要点：运动终板的形态特征。

1. 低倍镜　神经纤维染成黑色，散布于肌纤维上。

2. 高倍镜（图 7-6）　神经纤维失去髓鞘，轴突反复分支形成爪状终末，其末端膨大成葡萄串状终末，与一条骨骼肌纤维形成突触联系，称运动终板。

切片解读 7-4
运动终板

（五）肌梭（HE 染色）

观察要点：肌梭的结构和形态特点。

高倍镜（图 7-7）　肌梭呈纺锤形，与肌纤维长轴一致。周围有浅染的结缔组织被囊，其内

电镜照片 7-3
运动终板（SEM）

数字切片 7-7
肌梭

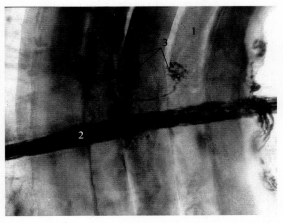

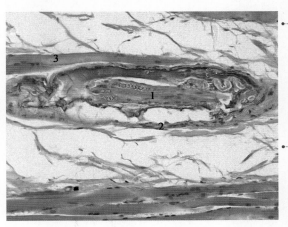

切片解读 7-5
肌梭

图 7-6　运动终板（motor end plate）（氯化金镀银染色，高倍镜）
1. 骨骼肌细胞（skeletal muscle cell）；2. 有髓神经纤维（myelinated nerve fiber）；3. 运动终板（motor end plate）

图 7-7　肌梭（muscle spindle）（HE 染色，高倍镜）
1. 梭内肌纤维（intrafusal muscle fiber）；2. 结缔组织被囊（connective tissue capsule）；3. 梭外肌纤维（extrafusal fiber）

有较细的梭内肌纤维，细胞核成串分布。

（六）触觉小体（HE 染色）

观察要点：触觉小体的结构和形态特点。

高倍镜（图 7-8、图 7-9）　位于真皮乳头层，外包结缔组织被囊，卵圆形小体，内有横列的扁平细胞。特殊染色可见轴突分支盘绕在细胞间。

（七）环层小体（HE 染色和特殊染色）

观察要点：环层小体的结构和形态特点。

高倍镜（图 7-10、图 7-11）　位于皮下组织内，呈卵圆形，中央有一条均质圆柱体，周围是数层同心圆排列的扁平细胞，特殊染色可见有髓神经纤维分布其中。

数字切片 7-8、7-9
触觉小体（HE 染色、特殊染色）

切片解读 7-6
触觉小体

数字切片 7-10、7-11
环层小体（HE 染色、特殊染色）

切片解读 7-7
环层小体

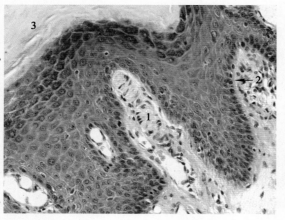

图 7-8　触觉小体（tactile corpuscle）（HE 染色，高倍镜）
1. 触觉小体（tactile corpuscle）；2. 基膜（basement membrane）；3. 角质层（corneous layer）

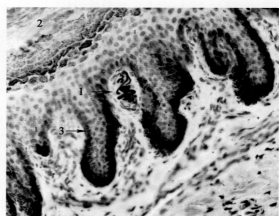

图 7-9　触觉小体（tactile corpuscle）（特殊染色，高倍镜）
1. 神经末梢（nerve ending）；2. 角质层（corneous layer）；3. 基膜（basement membrane）

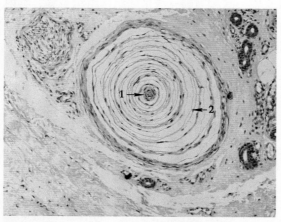

图 7-10　环层小体（lamellar corpuscle）（HE 染色，高倍镜）
1. 圆柱体和其中的轴突（cylinders and axons inside）；
2. 同心圆排列的扁平细胞（flat cells arranged in concentric circles）

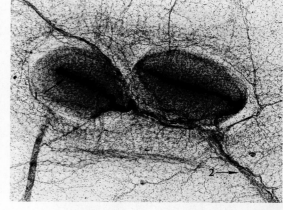

图 7-11　环层小体（lamellar corpuscle）（特殊染色，高倍镜）
1. 圆柱体（cylinder）；2. 神经纤维（nerve fiber）

（杨利敏）

复习思考题

1. 简述神经元的分类，描述多极神经元的形态结构特点。

2. 简述神经胶质细胞的种类、结构特点及功能。

3. 简述突触的分类，描述化学性突触的结构。

数字课程学习……

电子图片　图片自测　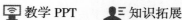教学 PPT　知识拓展

第八章

神经系统

关键词

大脑皮质（cerebral cortex） 小脑皮质（cerebellar cortex） 脊髓灰质（gray matter of spinal cord） 脊神经节（spinal ganglion）

　　神经系统是生命活动的最高统帅部，由中枢神经系统和周围神经系统组成，各器官结构主要由神经组织构成。中枢神经系统包括脑和脊髓，周围神经系统指与脑和脊髓相连的神经及神经节。中枢神经系统中神经元胞体聚集的部分为灰质；主要由神经纤维组成、不含神经元胞体的部分为白质。灰质位于中央，被白质包围。而大脑、小脑的灰质位于表层，又称皮质；白质被皮质包围，又称髓质。周围神经系统神经元胞体主要集中在神经节内。

 导学微课（第八章）

一、目的与要求

1. 了解大脑皮质各层神经元的形态特征。
2. 了解小脑皮质各层神经元的形态特征。
3. 了解脊髓灰质前角、后角的形态特点。
4. 了解脊神经节和自主神经节的结构特点。

二、切片观察

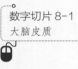

数字切片 8-1
大脑皮质

切片解读 8-1
大脑

（一）大脑（HE 染色与特殊染色）

观察要点：大脑皮质各层形态与锥体细胞。

1. 低倍镜（图 8-1、图 8-2）

（1）软脑膜：被覆在大脑皮质表面，由薄层结缔组织组成，内含丰富的小血管。

（2）皮质：大脑皮质的神经元分层排列，在 HE 染色切片，各层界限不清晰，主要显示神经元的细胞体、细胞核及神经胶质细胞细胞核。大脑皮质神经元以分层方式排列，由浅入深分为 6 层，但是由于取材部位不同，有一定差异。寻找细胞层次清楚的部位，由浅入深观察。

1）分子层：主要是水平细胞和星形细胞，神经元小而少。

2）外颗粒层：主要由许多星形细胞和少量小锥体细胞构成。

3）外锥体细胞层：此层较厚，由许多中、小型锥体细胞和星形细胞组成。

4）内颗粒层：主要是星形细胞。

5）内锥体细胞层：主要是中型和大型锥体细胞。

6）多形细胞层：以梭形细胞为主，还有锥体细胞和颗粒细胞。

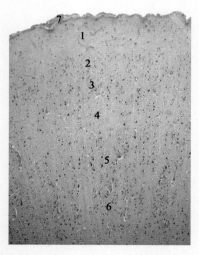

图 8-1 大脑皮质（cerebral cortex）（低倍镜）
1. 分子层（molecular layer）；2. 外颗粒层（external granular layer）；3. 外锥体细胞层（external pyramidal layer）；4. 内颗粒层（internal granular layer）；5. 内锥体细胞层（internal pyramidal layer）；6. 多形细胞层（polymorphic layer）；7. 软脑膜（cerebral pia mater）

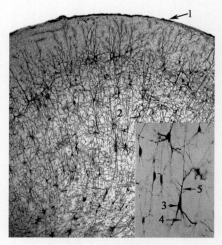

图 8-2 大脑皮质（cerebral cortex）（Cox 染色）-锥体细胞（pyramidal cell）（银染）（低倍镜、高倍镜）
1. 软脑膜（cerebral pia mater）；2. 灰质（gray matter）；3. 锥体细胞细胞体（pyramidal cell body）；4. 轴突（axon）；5. 树突（dendrite）

2. 高倍镜（图 8-2）　大脑皮质的神经元都是多极神经元，按细胞的形态分为三大类：①锥体细胞；②颗粒细胞；③梭形细胞。相同形态的神经元分布于一层。选择切面较完整的锥体细胞进行观察。锥体细胞呈锥形，核圆，位于中央。胞体顶端发出一条主树突伸向皮质表面，胞体底部发出轴突，长短不一，组成投射纤维或联合纤维。

数字切片 8-2
锥体细胞

（二）小脑（HE 染色）

观察要点：小脑皮质各层形态，浦肯野细胞形态。

数字切片 8-3
小脑皮质

1. 低倍镜（图 8-3）

（1）软脑膜：紧贴小脑表面，并深入沟内，为薄层结缔组织，内含血管。

（2）皮质：从外到内明显地分 3 层：分子层、浦肯野细胞层、颗粒层。

2. 高倍镜（图 8-4）小脑皮质分三层。

（1）分子层：较厚，含大量粉红色的神经纤维，神经元较少、分散。核小，着色深，细胞质不明显，主要是星形细胞和篮状细胞。

切片解读 8-2
小脑

（2）浦肯野细胞层（图 8-5）：仅一层细胞，胞体呈梨形，核大而圆，核仁明显；细胞顶端发出 2～3 个主树突，伸向分子层，树突分支成扇形，但是只见其根部。轴突自底部发出，进入髓质，但不易见到。

（3）颗粒层：较厚，含密集的神经元胞体。由密集的颗粒细胞和一些高尔基细胞组成，但是种类不易区分。

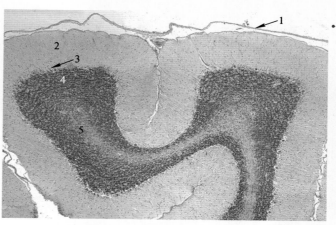

图 8-3　小脑（cerebellum）（低倍镜）
1. 软脑膜（cerebral pia mater）; 2. 分子层（molecular layer）; 3. 浦肯野细胞层（Purkinje cell layer）; 4. 颗粒层（granular layer）; 5. 髓质（medulla）

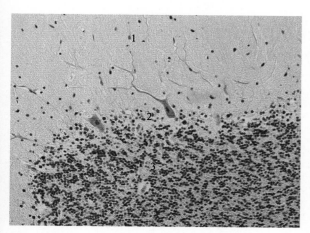

图 8-4　小脑皮质（cerebellar cortex）（高倍镜）
1. 分子层（molecular layer）; 2. 浦肯野细胞层（Purkinje cell layer）; 3. 颗粒层（granular layer）

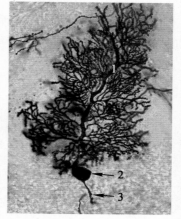

图 8-5　浦肯野细胞（Purkinje cell）（Cox 染色，高倍镜）
1. 树突（dendrite）; 2. 胞体（soma）; 3. 轴突（axon）

（三）脊髓（快蓝焦油紫染色）

观察要点：脊髓灰质结构。

1. 低倍镜（图 8-6、图 8-7）　先分辨白质和灰质，以及前角、侧角和后角。脊髓灰质中央

数字切片 8-4
脊髓灰质前角及周围白质
数字切片 8-5
脊髓中央管

切片解读 8-3
脊髓

的空腔为脊髓中央管。

（1）白质：可见大量粗细不一的有髓神经纤维和少量无髓神经纤维的横切面，其间有胶质细胞细胞核。

（2）灰质：主要成分是多级神经元的胞体、神经纤维和神经胶质细胞细胞核。

1）前角：宽大，神经元数量多，大多是躯体运动神经元，胞体大小不等，但多数体积较大。

2）侧角：神经元是交感神经的节前神经元，胞体大小中等。

3）后角：神经元组成较复杂，细胞一般较小，呈分散排列。

2. 高倍镜　见第七章神经组织。

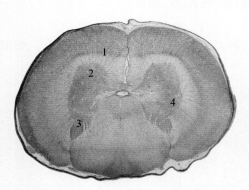

图 8-6　脊髓（spinal cord）（横切面）（低倍镜）
1. 白质(white matter)；2. 灰质前角(anterior horn of gray matter)；3. 灰质后角(posterior horn of gray matter)；4. 灰质侧角(lateral horn of gray matter)

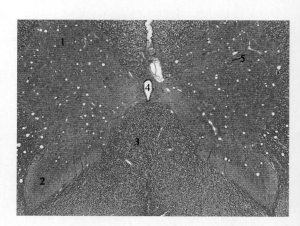

图 8-7　脊髓灰质（gray matter of spinal cord）（低倍镜）
1. 前角（anterior horn）；2. 后角（posterior horn）；3. 白质（white matter）；4. 中央管（central canal）；5. 运动神经元（motor neuron）

（四）脊神经节（HE 染色）

观察要点：脊神经节的结构。

数字切片 8-6
脊神经节（低倍镜）
数字切片 8-7
脊神经节（高倍镜）
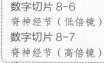

1. 低倍镜（图 8-8）　神经节表面有由致密结缔组织构成的被膜；神经节内可见许多节细胞胞体，成群分布；细胞群之间有平行排列的神经纤维。

2. 高倍镜（图 8-9）

（1）节细胞：是假单极神经元，多呈圆形，大小不一，细胞质内可见蓝紫色嗜碱性的细小

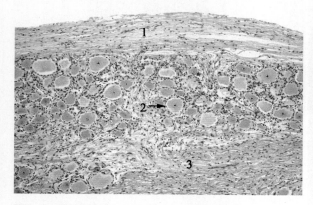

图 8-8　脊神经节（spinal ganglion）（低倍镜）
1. 被膜（capsule）；2. 神经节细胞（ganglion cell）；3. 神经纤维（nerve fiber）

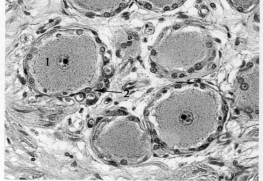

图 8-9　脊神经节（spinal ganglion）（高倍镜）
1. 假单极神经元（pseudounipolar neuron）；2. 卫星细胞（satellite cell）

颗粒，即尼氏体，弥散分布。核圆，染色浅，核仁明显。细胞的胞体被一层扁平的卫星细胞包裹。

（2）卫星细胞：细胞呈扁平或立方形，核呈圆形或卵圆形，染色浅，细胞质不明显。完全包裹着节细胞胞体及其盘曲的突起。

（王相玲　刘　渤）

复习思考题

1. 光镜下如何区分大脑皮质和小脑皮质？
2. 试述脊神经节和自主神经节在组织学结构上的异同。

数字课程学习……

电子图片　　图片自测　　教学PPT　　知识拓展

第九章

循环系统

关键词

中动脉（medium-sized artery） 中静脉（medium-sized vein） 大动脉（large artery） 心（heart） 毛细血管（capillary）

　　机体细胞进行功能活动，需要氧与营养物质，同时产生二氧化碳等代谢废物。这些物质的运输都要依靠循环系统，也就是心及遍布全身的各种血管和淋巴管来完成，它们拥有各自独特的结构，统一协调实现此功能。

 导学微课（第九章）

一、目的与要求

1. 掌握中动脉和中静脉的结构并比较其异同。
2. 掌握大动脉的结构并比较其中膜与中动脉中膜的不同。
3. 掌握心壁的结构。
4. 辨认电镜结构：连续毛细血管、有孔毛细血管。

数字切片 9-1
中动脉和中静脉
数字切片 9-2
中动脉、中静脉（低倍镜）

切片解读 9-1
中动脉和中静脉

二、切片观察

（一）中动脉和中静脉（HE 染色）

观察要点：管壁结构及其异同。

1. 肉眼　标本中有两个较大的血管横断面。管壁较厚、管腔较小且规则的是中动脉。管壁较薄、管腔较大且不规则的是中静脉。

2. 低倍镜（图 9-1、图 9-2）　两者由内向外均分为三层。

（1）内膜：很薄，在腔面仅可见一层内皮细胞细胞核。

（2）中膜：中动脉中膜厚，染色深，主要由十多层环行平滑肌构成。中静脉中膜较薄，染色深，主要由几层稀疏的环行平滑肌构成。

（3）外膜：中动脉外膜的厚度与中膜接近，主要为结缔组织。中膜与外膜交界处有外弹性膜，故两者分界清楚。中静脉外膜较中膜

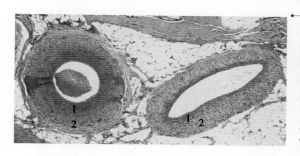

图 9-1　中动脉和中静脉（medium-sized artery and medium-sized vein）（低倍镜）
1. 中膜（tunica media）；
2. 外膜（tunica adventitia）

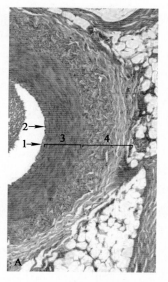

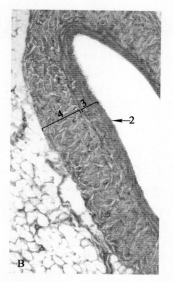

图 9-2　中动脉和中静脉（medium-sized artery and medium-sized vein）（低倍镜）

A. 中动脉　B. 中静脉
1. 内膜（tunica intima）；2. 内皮细胞细胞核（nucleus of endothelial cell）；
3. 中膜（tunica media）；4. 外膜（tunica adventitia）

厚，为结缔组织，无外弹性膜，故中膜与外膜分界不清。

3. 高倍镜

（1）中动脉（图9-3）

1）内膜：很薄，可见内皮细胞核突向管腔内。内皮下层极薄，不易分辨。内弹性膜明显，呈折光性强的粉红色波浪形带状结构。

2）中膜：较厚，染色深，主要为十多层环行平滑肌，平滑肌细胞的核呈杆状，有时平滑肌收缩致核呈扭曲状。

3）外膜：与中膜厚度相似，主要为结缔组织，与中膜交界处为外弹性膜，断续且呈波浪状。

（2）中静脉（图9-4）

1）内膜：很薄，可见内皮细胞核呈扁椭圆形突向管腔。内皮下层为薄层结缔组织，不易分辨。内弹性膜不明显。

2）中膜：较薄，可见2~3层稀疏的环行平滑肌，平滑肌细胞间有结缔组织。

3）外膜：最厚，为结缔组织，与中膜交界处无外弹性膜。

数字切片9-3、9-4
中动脉、中静脉（高倍镜）

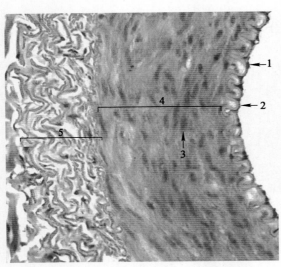
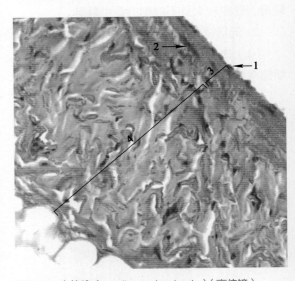

图9-3 中动脉（medium-sized artery）（高倍镜）
1. 内皮细胞细胞核（nucleus of endothelial cell）；2. 内弹性膜（internal elastic membrane）；3. 平滑肌细胞细胞核（nucleus of smooth muscle cell）；4. 中膜（tunica media）；5. 外弹性膜（external elastic membrane）

图9-4 中静脉（medium-sized vein）（高倍镜）
1. 内皮细胞细胞核（nucleus of endothelial cell）；2. 平滑肌细胞细胞核（nucleus of smooth muscle cell）；3. 中膜（tunica media）；4. 外膜（tunica adventitia）

数字切片9-5A
大动脉（低倍镜）
数字切片9-5B
大动脉（高倍镜）

（二）大动脉（Orcein-Eosin染色）

观察要点：管壁结构，管壁中膜弹性膜，并与中动脉中膜进行比较。

1. 肉眼　可见大动脉管腔呈规则圆形。管壁中染色最深的部分为中膜，覆在其外面染色浅的部分为外膜，较中膜薄。

2. 低倍镜（图9-5A）　由内向外依次分为内膜、中膜和外膜三层。内膜染色浅，内皮下层明显；中膜最厚，染色最深，可见数十层发达的弹性膜，呈波浪状，折光性强；外膜为结缔组织，无明显外弹性膜。

切片解读9-2
大动脉

3. 高倍镜（图9-5B）　中膜弹性膜呈紫蓝色波浪状，粗大有分支，折光性强。弹性膜间有较细的弹性纤维。

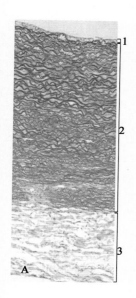
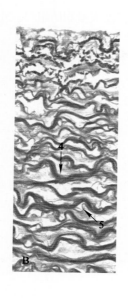

图 9-5 大动脉 (large artery)
A. 低倍镜 B. 高倍镜
1. 内膜 (tunica intima); 2. 中膜 (tunica media);
3. 外膜 (tunica adventitia); 4. 弹性膜 (elastic membrane); 5. 弹性纤维 (elastic fiber)

(三)心 (HE 染色)

观察要点:心壁的组织结构。

1. 肉眼 切片中染色较深 (呈粉红色)、最厚的区域为心肌膜;其一侧染色很浅、较厚的区域为心外膜,其内可见大小不等的中空血管。心内膜染色浅,较薄,位于心外膜的对侧。

2. 低、高倍镜 (图 9-6、图 9-7) 心壁由内向外分三层。

(1)心内膜:由内向外依次分为内皮、内皮下层和心内膜下层。内皮为单层扁平上皮,可见扁的内皮细胞细胞核。内皮下层及心内膜下层为结缔组织。心内膜下层的结缔组织较疏松,内含浦肯野纤维 (又称束细胞)。浦肯野纤维比普通心肌细胞短、粗,核周细胞质染色浅,闰盘发达。

(2)心肌膜:呈强嗜酸性,最厚,占心壁的大部分,主要由心肌细胞构成,心肌细胞间可见少量结缔组织和丰富的毛细血管。心肌细胞呈螺旋状排列,分内纵、中环、外斜三层。故切片中可见各种心肌细胞的断面。纵切面心肌细胞间可见闰盘,染色深,呈线状。

数字切片 9-6
心内膜与心肌膜
数字切片 9-7
心外膜

切片解读 9-3
心

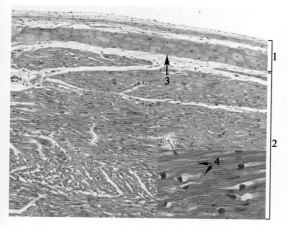

图 9-6 心内膜与心肌膜 (endocardium and myocardium) (低倍镜)
1. 心内膜 (endocardium); 2. 心肌膜 (myocardium);
3. 浦肯野纤维 (Purkinje fiber); 4. 闰盘 (intercalated disk)

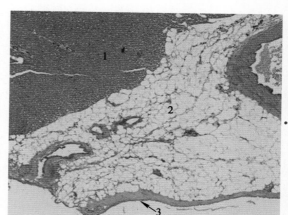

图 9-7 心肌膜与心外膜 (myocardium and epicardium) (低倍镜)
1. 心肌膜 (myocardium); 2. 心外膜 (epicardium);
3. 间皮 (mesothelium)

电镜照片 9-1
连续毛细血管 (TEM)

电镜照片 9-2
有孔毛细血管 (TEM)

（3）心外膜：为疏松结缔组织，可见血管、神经及大量脂肪组织。外表面被覆间皮，故心外膜为浆膜。

（李海荣）

复习思考题

1. 描述中动脉与中静脉的管壁结构并比较其异同。

2. 描述大动脉管壁结构特征及其与中动脉管壁结构的主要差别。

3. 描述心壁的结构。

数字课程学习……

 电子图片　　　图片自测　　　教学 PPT　　　知识拓展

第十章

免疫系统

关键词

免疫细胞（immunocyte） 弥散淋巴组织（diffuse lymphoid tissue） 淋巴小结
（lymphoid nodule） 淋巴结（lymph node） 浅层皮质（superfacial cortex） 副
皮质区（paracortical area） 脾（spleen） 红髓（red pulp） 白髓（white pulp）
胸腺细胞（thymocyte） 胸腺小体（thymic corpuscle）

　　免疫系统由淋巴器官、淋巴组织、免疫细胞与免疫活性分子组成。本
章实验的主要内容是观察淋巴器官。淋巴器官是实质性器官，由淋巴组织
构成；根据功能特性的不同，淋巴器官可分为中枢淋巴器官（胸腺和骨髓）
与周围淋巴器官（淋巴结、脾及扁桃体等）。观察切片时重点观察各淋巴器
官的特征性结构，注意对比各淋巴器官之间结构的异同。

 导学微课（第十章）

一、目的与要求

1. 掌握淋巴结、脾和胸腺的结构并比较其异同。
2. 熟悉扁桃体的组织结构。
3. 了解中枢淋巴器官与周围淋巴器官的区别。
4. 辨认电镜结构：毛细血管后微静脉、脾索、脾血窦。

二、切片观察

数字切片 10-1
淋巴结

切片解读 10-1
淋巴结

（一）淋巴结（HE 染色）

观察要点：淋巴小结、弥散淋巴组织、（输入 / 输出）淋巴管、浅层皮质、副皮质区、淋巴窦、髓索、髓窦。

1. 肉眼　为卵圆形切片，外周为被膜，实质的周边致密部分为皮质，中央疏松部分为髓质，凹陷处为淋巴结门。

2. 低倍镜（图 10-1）　淋巴结表面是由薄层结缔组织构成的被膜。被膜的结缔组织伸入实质形成小梁，小梁互相交织、连接成网，小梁中常见小血管。被膜外有脂肪组织包绕，淋巴结门处结缔组织较多。实质为淋巴组织，周边靠近被膜的部分由大量淋巴细胞构成，故细胞密度较大，着色深，称为皮质，可分为皮质淋巴窦、浅层皮质和深层皮质（副皮质区）三个部分；中央靠近淋巴结门的部分含大量的淋巴窦，故细胞密度较低，称为髓质，分为髓索和髓窦两个部分，间有小梁的断面。

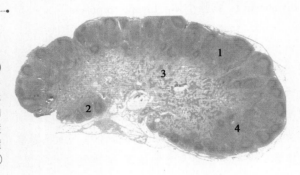

图 10-1　淋巴结（lymph node）（低倍镜）1. 浅层皮质（superficial cortex）；2. 淋巴小结（lymphoid nodule）；3. 髓质（medulla）；4. 副皮质区（paracortical area）

3. 高倍镜（图 10-2、图 10-3）

（1）被膜及小梁：被膜外有脂肪组织包绕。被膜由致密结缔组织构成，可见较多的淋巴管和小血管的断面。被膜的结缔组织伸入实质形成小梁，分布在实质内，呈现为各种形状的断面，其中常见小血管。

1）淋巴结门：为较大的凹陷处，其内可见小动脉、小静脉和输出淋巴管的断面。

2）输入淋巴管：淋巴结凸侧缘被膜中可见多条输入淋巴管，部分断面可见瓣膜。输入淋巴管与皮质淋巴窦相通，汇集周围的淋巴，并注入淋巴结内。

3）输出淋巴管：淋巴结门处，被膜凹侧缘中可见多个输出淋巴管断面。

（2）皮质：被膜下周边部分的实质，包括皮质淋巴窦、浅层皮质和深层皮质（副皮质区）三部分。

1）皮质淋巴窦：包括被膜下的被膜下窦和小梁周围的小梁周窦。被膜下窦为扁囊状结构，包绕淋巴结实质，窦腔较大，腔内有分布松散的细胞；小梁周窦的窦腔较小，末端为盲端。皮质淋巴窦与输入淋巴管相通，收纳其注入的淋巴。

数字切片 10-2
淋巴结皮质
数字切片 10-3
淋巴结髓质

2）浅层皮质：由淋巴小结与弥散淋巴组织组成。

A. 淋巴小结：为圆形或椭圆形结构，边界较明显，由密集的淋巴细胞组成。受抗原刺激后，

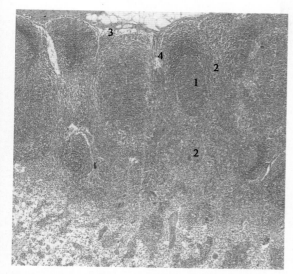

图 10-2 淋巴结皮质（cortex of lymph node）（高倍镜）
1. 淋巴小结（lymphoid nodule）；2. 弥散淋巴组织（diffuse lymphoid tissue）；3. 被膜下窦（subcapsular sinus）；4. 小梁周窦（peritrabecular sinus）

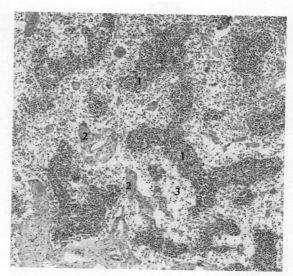

图 10-3 淋巴结髓质（medulla of lymph node）（高倍镜）
1. 髓索（medullary cord）；2. 小梁（trabecula）；
3. 髓窦（medullary sinus）

淋巴小结增大、增厚，形成次级淋巴小结。次级淋巴小结典型结构：朝向被膜侧的部分由小淋巴细胞构成，嗜碱性强，称小结帽。淋巴小结的中央部分主要由中淋巴细胞、树突细胞及巨噬细胞组成，细胞质的嗜酸性增强，称为明区；淋巴小结朝向髓质侧，由大淋巴细胞组成，细胞质的嗜碱性增强，称为暗区。明区与暗区也称为淋巴小结的生发中心，在这个区域内，暗区的大淋巴细胞不断转变成明区的中淋巴细胞，明区的中淋巴细胞进一步分化为小结帽的小淋巴细胞。

B. 弥散淋巴组织：淋巴小结之间为弥散淋巴组织。

3）深层皮质（副皮质区）：位于皮质的深层，主要由来源于胸腺的 T 淋巴细胞构成，也称为胸腺依赖区，为弥散淋巴组织。可见毛细血管后微静脉，其特点为管腔较明显，由立方形内皮细胞围成管壁，常见淋巴细胞穿越内皮。淋巴细胞细胞核较内皮细胞细胞核染色深。

（3）髓质：为淋巴结深部的实质，由髓索和髓窦组成。

1）髓索：为淋巴组织构成的索状结构，不规则排列，互相连接成网状。

2）髓窦：为髓索之间、髓索与小梁之间的淋巴窦，其结构与皮质淋巴窦相似，但腔隙较大，腔内细胞分布松散。窦腔内可见网状细胞、巨噬细胞和淋巴细胞。

电镜照片 10-1
毛细血管后微静脉（SEM）

（二）脾（HE 染色）

观察要点：红髓、白髓、动脉周围淋巴鞘、脾小体、脾血窦。

1. 肉眼 边缘染色偏红的部分为被膜；实质中岛状、散在分布、深蓝色的致密部分是白髓；其周围结构疏松、染色红，含大量中空结构的部分是红髓。

2. 低倍镜（图 10-4）

（1）被膜与小梁：被膜较厚，由致密结缔组织构成，内含平滑肌纤维，染色红。表面

数字切片 10-4
脾

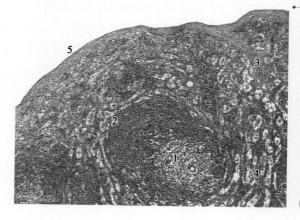

图 10-4 脾 spleen（低倍镜）
1. 白髓（white pulp）；
2. 边缘区（marginal zone）；3. 小梁（trabecula）；4. 红髓（red pulp）；5. 被膜（浆膜）（capsule, serosa）

切片解读 10-2
脾

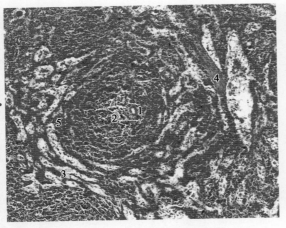

图 10-5 脾实质（parenchyma of spleen）（一）
1. 中央动脉（central artery）；2. 白髓（white pulp）；
3. 脾血窦（splenic sinusoid）；4. 小梁（trabecula）；
5. 边缘区（marginal zone）

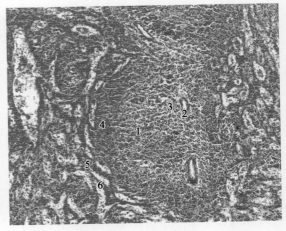

图 10-6 脾实质（parenchyma of spleen）（二）
（高倍镜）
1. 脾小体（splenic nodule）；2. 中央动脉（central artery）；3. 动脉周围淋巴鞘（periarterial lymphatic sheath）；4. 边缘区（marginal zone）；5. 脾索（splenic cord）；6. 脾血窦（splenic sinusoid）

覆有一层间皮，为浆膜。被膜深入实质形成小梁。

（2）白髓：由岛状分布的淋巴组织组成，包括脾小体（淋巴小结）和动脉周围淋巴鞘。

（3）红髓：分布在白髓周围，包括条索状淋巴组织构成的脾索和脾索之间的血窦（脾血窦）。

（4）边缘区：白髓与红髓交界的弥散淋巴组织。

3. 高倍镜（图 10-5、图 10-6）

（1）被膜与小梁：结缔组织由被膜伸入实质形成小梁，内含平滑肌纤维，染色红。小梁在切片内表现为散在的、各种形态的断面，内含小梁血管。

（2）白髓：淋巴组织聚集形成散在、大小不等、着色深的岛状结构，即白髓，包括两个部分。

1）脾小体（淋巴小结）：结构上与淋巴结内的淋巴小结相同，由于指向边缘区的小结帽比较大，脾小体的轮廓不明显。

数字切片 10-5
脾实质 1
数字切片 10-6
脾实质 2

2）动脉周围淋巴鞘：白髓中可见小动脉的断面，周围包绕弥散淋巴组织，称动脉周围淋巴鞘，其中的小动脉即中央动脉，也属胸腺依赖区。

（3）红髓：白髓周围组织结构比较疏松的部分，即红髓。由条索状的脾索及其周围的脾血窦构成。

1）脾索：淋巴组织构成的条索状结构，部分毛细血管可直接开口其内。

电镜照片 10-2
脾索与脾血窦（SEM）

2）脾血窦：在脾索之间，大小不等、形态不规则的窦状毛细血管，即脾血窦。由于取材时通过灌流扩张血窦，同时把腔内的血细胞冲走，故窦腔多为空腔。脾血窦相互连接成网状，窦壁可见内皮细胞排列，细胞核呈圆形，突入腔内。

（4）边缘区：位于白髓边缘与红髓交界处，内有边缘窦（毛细血管）。

（三）胸腺（HE 染色）

观察要点：胸腺小叶、胸腺细胞、淋巴细胞、胸腺小体。

1. 肉眼 胸腺表面可见染色浅的结缔组织被膜，结缔组织深入实质形成小叶间隔，将实质分隔为大小不等的胸腺小叶，小叶的周边染色深，是皮质；小叶中央染色浅，是髓质。

2. 低倍镜（图 10-7）

（1）被膜和小叶间隔：薄层结缔组织构成胸腺表面的被膜，伸入实质形成小叶间隔，将实质分隔为胸腺小叶。

（2）胸腺小叶：相邻的胸腺小叶皮质相连，髓质相通，是不完全分隔的小叶结构。

1）皮质：小叶的周边部分由大量的胸腺细胞和少量的胸腺上皮细胞构成，嗜碱性强，称为皮质。

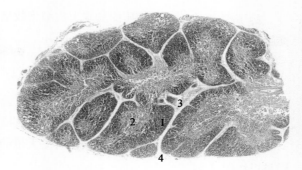

图 10-7　胸腺（thymus）（低倍镜）
1. 皮质（cortex）；
2. 髓质（medulla）；
3. 小叶间隔（inter-lobular septum）；
4. 被膜（纤维膜）（capsule, fibrosa）

2）髓质：小叶的中央部分由大量的胸腺上皮细胞和少量的淋巴细胞构成，嗜酸性强，称为髓质。

3. 高倍镜（图 10-8、图 10-9）

（1）皮质：位于小叶的周边部，主要由胸腺上皮细胞和密集的胸腺细胞构成。因淋巴细胞多，其核染色很深，故皮质染色深。

1）胸腺细胞：数量多而密集，占皮质细胞总数的 85% ~ 90%。形态结构与小淋巴细胞相似，细胞核大、深染，细胞质少，嗜碱性强。

2）胸腺上皮细胞：分布于被膜下和胸腺细胞之间，多呈星形，有分支状突起，相邻细胞的突起间有许多桥粒连接。

（2）髓质：小叶的中央部分，相邻小叶的髓质互相连通。由大量的胸腺上皮细胞和少量的初始 T 淋巴细胞、巨噬细胞和树突细胞等构成。部分髓质上皮细胞呈同心圆状缠绕，形成胸腺小体。

1）胸腺小体：散在分布于髓质中的嗜酸性小体，是胸腺的特征性结构，由多层扁平的胸腺上皮细胞呈同心圆状排列围成，大小不等，多为圆形。小体外围的上皮细胞较幼稚，细胞核明显；中央部分的细胞常退化，细胞核消失。有些小体中央有巨噬细胞、嗜酸性粒细胞与淋巴细胞侵入。胸腺小体中央的细胞容易脱落形成空腔，注意观察有无内皮细胞，以便与小血管鉴别。

数字切片 10-7、10-8
胸腺、胸腺髓质

切片解读 10-3
胸腺

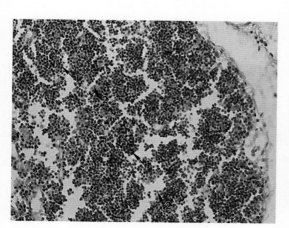

图 10-8　胸腺皮质（thymic cortex）（高倍镜）
1. 胸腺细胞（thymocyte）；2. 胸腺上皮细胞（thymic epithelial cell）

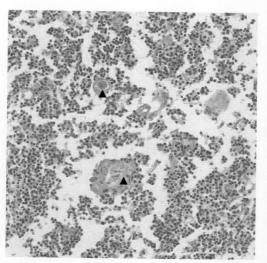

图 10-9　胸腺髓质（thymic medulla）（高倍镜）
▲ 胸腺小体（thymic corpuscle）

2）胸腺上皮细胞：髓质的胸腺上皮细胞数量多，细胞核大，呈椭圆形，可见嗜酸性的胞质突起。

数字切片 10-9
扁桃体
数字切片 10-10
扁桃体隐窝

切片解读 10-4
扁桃体

（四）扁桃体（HE 染色）

1. 肉眼　扁桃体呈卵圆形，大部分表面覆盖黏膜上皮，故规则平整，小部分（右下方）为切割面，无上皮。黏膜上皮下的固有层含大量的淋巴组织，嗜碱性强，呈条带状。

2. 低倍镜（图 10-10）　固有层内可见大量的淋巴小结，小结帽朝向黏膜上皮；小结间为弥散淋巴组织。

3. 高倍镜（图 10-11）　黏膜表面覆盖复层扁平上皮，上皮向下陷入形成隐窝，隐窝周围的固有层内有多个淋巴小结和大量的弥散淋巴组织。

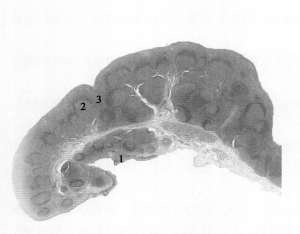

图 10-10　扁桃体（tonsil）（低倍镜）
1. 黏膜上皮（epithelium mucosa）；2. 淋巴小结（lymphoid nodule）；3. 弥散淋巴组织（diffuse lymphoid tissue）

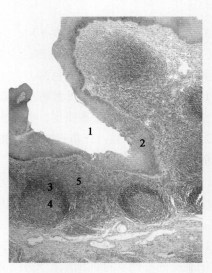

图 10-11　扁桃体隐窝（tonsil crypt）（高倍镜）
1. 隐窝（crypt）；2. 黏膜（mucosa），未角化复层扁平上皮（nonkeratinized stratified squamous epithelium）；3. 小结帽（nodule cap）；4. 明区（light zone）；5. 弥散淋巴组织（diffuse lymphoid tissue）

（张庆梅　马步国）

复习思考题

1. 淋巴器官有何共同结构特点？
2. 淋巴结和脾同属周围淋巴器官，在光镜下如何辨别这两种器官？
3. 胸腺有何特征结构？为何属于中枢淋巴器官？

数字课程学习……

电子图片　图片自测　教学 PPT　知识拓展

第十一章

内分泌系统

关键词

甲状腺滤泡（thyroid follicle） 滤泡上皮细胞（follicular epithelial cell） 滤泡旁细胞（parafollicular cell） 主细胞（chief cell） 肾上腺皮质（adrenal cortex） 球状带（zona glomerulosa） 束状带（zona fasciculate） 网状带（zona reticularis） 肾上腺髓质（adrenal medulla） 腺垂体（adenohypophysis） 神经垂体（neurohypophysis） 远侧部（pars distalis） 赫林体（Herring body）

内分泌系统是机体重要的调节系统，由独立的内分泌腺和分布于其他器官内的内分泌细胞组成。内分泌细胞的分泌物称激素（hormone），可与相应靶细胞上的受体结合，产生生物效应。内分泌系统与神经系统、免疫系统共同维持内环境的稳定，调节机体的生长发育和物质代谢，控制生殖，影响免疫行为。

 导学微课（第十一章）

一、目的与要求

1. 掌握甲状腺的组织结构。
2. 掌握肾上腺皮质各带的细胞及髓质嗜铬细胞的形态特点。
3. 熟悉垂体各部的位置及结构特点。
4. 了解甲状旁腺的组织结构。
5. 辨认电镜结构：甲状腺滤泡细胞、滤泡旁细胞。

二、切片观察

数字切片 11-1、11-2
甲状腺（低倍镜）

切片解读 11-1
甲状腺

数字切片 11-3
甲状腺（高倍镜）

（一）甲状腺（HE 染色）

观察要点：滤泡、滤泡上皮细胞、滤泡旁细胞。

1. 肉眼　标本包括两个腺体。甲状腺占大部分，染成粉红色。位于甲状腺的边缘，染成紫蓝色的卵圆形小块为甲状旁腺。

2. 低倍镜（图 11-1、图 11-2）

（1）被膜：薄层粉红色结缔组织，被覆在腺体的表面。

（2）实质：有许多大小不同的滤泡。滤泡壁为单层上皮细胞，腔内充满红色均质状胶质。滤泡之间有少量结缔组织和丰富的毛细血管。

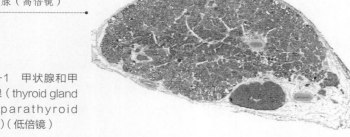

3. 高倍镜（图 11-3）

（1）滤泡：由单层立方形或扁平形上皮围成，细胞的高低随功能状态不同而异。核圆，细胞质着色较浅。滤泡腔内充满红色胶质，是碘化的甲状腺球蛋白。

（2）滤泡旁细胞：位于滤泡壁上皮细胞之间或滤泡之间。体积较大，呈圆形，细胞质染色浅。

图 11-1　甲状腺和甲状旁腺（thyroid gland and parathyroid gland）（低倍镜）

电镜照片 11-1
甲状腺滤泡细胞与滤泡旁细胞（TEM）

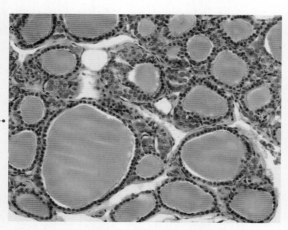

图 11-2　甲状腺（thyroid gland）（低倍镜）

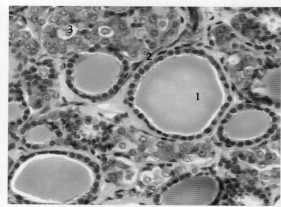

图 11-3　甲状腺（thyroid gland）（高倍镜）
1. 胶质（colloid）；2. 滤泡上皮细胞（follicular epithelial cell）；3. 滤泡旁细胞（parafollicular cell）

（二）甲状旁腺（HE 染色）

观察要点：主细胞、嗜酸性细胞。

1. 肉眼 甲状腺边缘紫蓝色的卵圆形小块（图 11-1）。

2. 低倍镜

（1）被膜：由薄层粉红色结缔组织组成。

（2）实质：腺细胞密集排列成条索状或团状，其间有少量结缔组织和丰富的毛细血管。

3. 高倍镜（图 11-4）

（1）主细胞：数量多。细胞呈多边形或圆形，细胞界限不清楚。细胞质着色浅，核圆，位于中央。

（2）嗜酸性细胞：数量少，单个或成群分布于主细胞之间，胞体较大，细胞质呈嗜酸性，核小且染色深（根据动物种类不同而异，犬无嗜酸性细胞）。

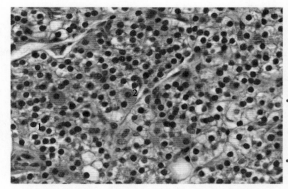

切片解读 11-2
甲状旁腺

数字切片 11-4
甲状旁腺

图 11-4 甲状旁腺（parathyroid gland）（高倍镜）
1. 主细胞（chief cell）；2. 嗜酸性细胞（oxyphil cell）

（三）肾上腺（HE 染色）

观察要点：皮质：球状带、束状带、网状带；髓质：嗜铬细胞、交感神经节细胞。

1. 肉眼（图 11-5） 肾上腺切面呈三角形、半月形或椭圆形，周围着色深的部分为皮质，中央着色浅的部分为髓质。

2. 低倍镜（图 11-6）

（1）被膜：位于表面，由结缔组织组成。颜色为浅红色。

（2）皮质：细胞排列不同，由外向内分为三条带，各带之间无明显界限。

1）球状带：位于被膜下，较薄，腺细胞排列成团，着色深。

2）束状带：位于球状带的下方，最厚，腺细胞排列成单行或双行的条索状，着色浅。细胞质呈泡沫状（系脂滴在制片时溶解所致）。

数字切片 11-5
肾上腺

数字切片 11-6
肾上腺皮质（低倍镜）

切片解读 11-3
肾上腺

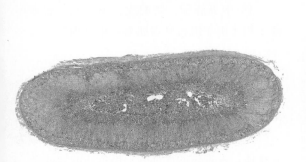

图 11-5 肾上腺（adrenal gland）（低倍镜）

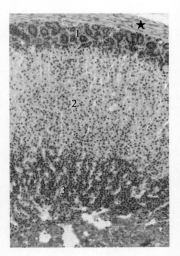

图 11-6 肾上腺皮质（adrenal cortex）（低倍镜）
★ 被膜（capsule）；1. 球状带（zona glomerulosa）；
2. 束状带（zona fasciculate）；3. 网状带（zona reticularis）

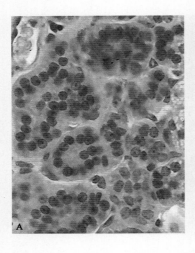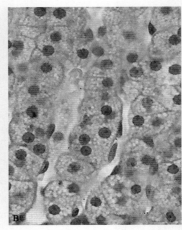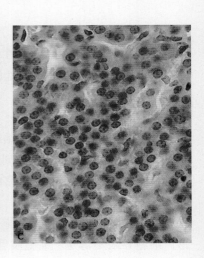

图 11-7 肾上腺皮质（adrenal cortex）（高倍镜）
A. 球状带（zona glomerulosa）；B. 束状带（zona fasciculate）；C. 网状带（zona reticularis）

数字切片 11-7
球状带、束状带、网状带（高倍镜）

数字切片 11-8
肾上腺髓质

3）网状带：位于束状带下方，着色较深，腺细胞排列成条索状且相互吻合成网。

（3）髓质：位于中央，较薄，与网状带分界常不整齐（动物一般分界很清楚）。髓质细胞被染成黄褐色（固定液内含铬盐，细胞质内的颗粒可被铬盐染成黄褐色），故又称嗜铬细胞。细胞排列成条索状或团状，并相互连接成网，还有管腔较大的中央静脉或其属支。偶尔可见胞体较大的交感神经节细胞。

3. 高倍镜

（1）皮质（图 11-7）

1）球状带：细胞较小，呈锥形，细胞质染色较深，核小，染色深。细胞团间有血窦。

2）束状带：细胞较大，为多边形，细胞质内含较多脂滴，脂滴在制片时溶解，故呈泡沫状，核染色较浅。细胞索间有血窦。

3）网状带：细胞小，呈不规则形，染色较深，细胞索吻合成网，网孔内有血窦。有些细胞核固缩，染色深。

（2）髓质（图 11-8）

1）嗜铬细胞：较大，呈多边形，内含黄褐色的嗜铬颗粒，核圆，染色浅，细胞索或团之间有血窦。

2）交感神经节细胞：有的切片可见胞体大、核圆、核仁明显的多极神经元，数量少，单个或 2~3 个成群散在于髓质（大多数切片中无交感神经节细胞）。

3）中央静脉：管腔大，不规则，管壁厚薄不均（由于纵行平滑肌多成束排列）。

（四）垂体（HE 染色）

观察要点：远侧部：嗜酸性细胞、嗜碱性细胞、嫌色细胞；神经部：赫林体。

1. 肉眼 标本为椭圆形，染色深区域为腺垂体，占垂体的大部分；染色浅的为神经。

2. 低倍镜（图 11-9） 外有薄层结缔组织被膜，主要分辨远侧部、神经部和中间部的

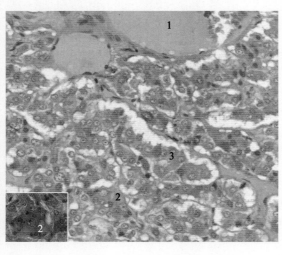

图 11-8 肾上腺髓质（adrenal medulla）（高倍镜）
1. 中央静脉（central vein）；2. 神经节细胞（ganglion cell）；3. 嗜铬细胞（chromaffin cell）

位置。

（1）远侧部：腺细胞密集排列成团索状，其间有丰富的血窦和少量的结缔组织，细胞的形态和染色不同。

（2）神经部：染色浅的部分，细胞成分较少，主要是无髓神经纤维。

（3）中间部：位于远侧部与神经部交界区域。特点是腺细胞排列成大小不同的滤泡，滤泡腔内含有红色或灰蓝色胶质。

3. 高倍镜（图 11-10、图 11-11）

（1）远侧部：根据细胞质的染色，分为三种腺细胞：①嗜酸性细胞：数量较多，分布于后外侧部。胞体较大，呈圆形或多边形，细胞界限明显，细胞质呈嗜酸性。核圆，染浅紫色。②嗜碱性细胞：数量较少，多分布在中心或头侧，细胞较大，呈圆形或多边形，细胞界限不清楚，细胞质呈嗜碱性。核圆，染色浅。③嫌色细胞：数量最多，细胞最小，呈圆形或多边形，由于细胞质少且染色很浅，故细胞界限不明显。

（2）神经部：有大量浅紫色的无髓神经纤维，其间神经胶质细胞（垂体细胞）散在，细胞质不易被看见，一般只见卵圆形的核；有的细胞质内含黄色或棕黄色的色素颗粒；还可见大小不一、呈圆形或椭圆形的浅红色均质小块，即赫林体（Herring body）；有丰富的血窦。

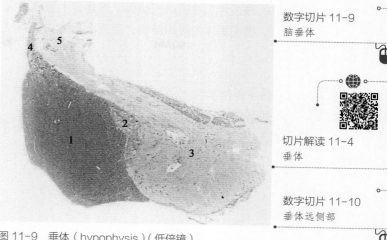

图 11-9　垂体（hypophysis）（低倍镜）
1. 远侧部（pars distalis）；2. 中间部（pars interme-dia）；3. 神经部（pars nervosa）；4. 结节部（pars tuberalis）；5. 漏斗（infundibulum）

数字切片 11-9
脑垂体

切片解读 11-4
垂体

数字切片 11-10
垂体远侧部

数字切片 11-11
神经垂体

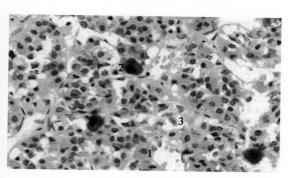

图 11-10　腺垂体远侧部（pars distalis of adenohy-pophysis）（高倍镜）
1. 嗜酸性细胞（oxyphil cell）；2. 嗜碱性细胞（baso-phil cell）；3. 嫌色细胞（chromophobe cell）

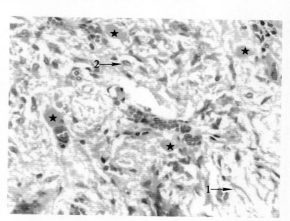

图 11-11　神经垂体（neurohypophysis）（高倍镜）
★赫林体（Herring body）；1. 无髓神经纤维（unmy-elinated nerve fiber）；2. 垂体细胞（pituicyte）

（耿世佳　崔珈衔）

复习思考题

1. 描述甲状腺和甲状旁腺的组织结构，简述内分泌腺的一般特点。

2. 描述肾上腺的组织结构，简述肾上腺内血流特点与功能的关系。

3. 描述垂体的组织结构，简述下丘脑如何调控垂体功能。

数字课程学习……

电子图片　　　图片自测　　　教学 PPT　　　知识拓展

第十二章

消化管

关键词

味蕾（taste bud） 食管腺（esophageal gland） 胃底腺（fundic gland） 主细胞（chief cell） 壁细胞（parietal cell） 肠绒毛（intestinal villus） 小肠腺（small intestinal gland） 十二指肠腺（duodenal gland）

消化管是一条从口腔到肛门的连续性管道，包括口腔、咽、食管、胃、小肠和大肠。这些器官既具有相似的组织结构特征，又具有与其功能相适应的结构特点。消化管除口腔和咽外，管壁由内向外均可分为 4 层，依次为黏膜、黏膜下层、肌层和外膜。消化管的功能主要是消化食物、吸收营养物质和排泄食物残渣等。

 导学微课（第十二章）

一、目的与要求

1. 掌握消化管壁的一般结构。
2. 掌握食管、胃和小肠的组织结构与判断依据。
3. 熟悉十二指肠、空肠和回肠的鉴别要点。
4. 了解舌的一般结构及味蕾的结构特点。
5. 了解结肠和阑尾的结构特点与判断依据。
6. 辨认电镜结构：主细胞、壁细胞、内分泌细胞、帕内特细胞。

二、切片观察

数字切片 12-1
舌

（一）舌（HE 染色）

观察要点：舌黏膜、舌肌、味蕾。

1. **肉眼** 标本呈红色不规则块状。
2. **低倍镜**（图 12-1） 舌由表面的黏膜和深部的舌肌组成。舌黏膜由复层扁平上皮及固有

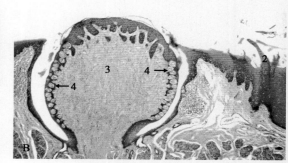

图 12-1 舌（tongue）
（低倍镜）
1. 菌状乳头（fungiform papilla）；2. 丝状乳头（filiform papilla）；3. 轮廓乳头（circumvallate papilla）；4. 味蕾（taste bud）

层组成，固有层为细密结缔组织，内有黏液性的舌腺及血管的断面。舌肌为骨骼肌，可见骨骼肌纤维横行、纵行、斜行的各种断面。舌的上皮与固有层向表面突出形成许多舌乳头，其中数量较多、呈圆锥状突起的结构是丝状乳头。分散在丝状乳头之间，可见呈蘑菇状的菌状乳头（图 12-1A）。部分切片可见体积较大、顶部平坦的轮廓乳头。菌状乳头和轮廓乳头的上皮内有染色较浅的卵圆形小体，即味蕾（图 12-1B）。

3. **高倍镜**（图 12-2） 味蕾由 3 种细胞构成：明细胞呈长梭形，核大，核呈椭圆形，染色较浅；暗细胞呈长梭形，核小，核呈长梭形，染色较深；基细胞呈锥体形，核圆，染色深。味蕾顶端的小孔为味孔。

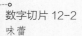

数字切片 12-2
味蕾

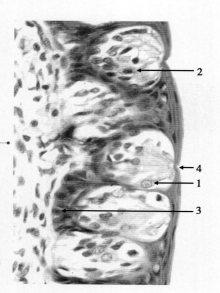

图 12-2 味蕾（taste bud）（高倍镜）
1. 明细胞（light cell）；
2. 暗细胞（dark cell）；
3. 基细胞（basal cell）；
4. 味孔（taste pore）

（二）食管（HE 染色）

观察要点：上皮、食管腺、肌层。

1. 肉眼　标本为着色不均的不规则块状，染紫蓝色一侧为食管的腔面，另一侧为外膜。

2. 低倍镜（图 12-3）　由管腔面向外依次观察食管管壁的 4 层结构。

（1）黏膜：靠腔面，表面由未角化的复层扁平上皮覆盖，上皮较厚，着蓝紫色。上皮深部为固有层，着粉红色，为细密结缔组织，内有小血管、淋巴管等。固有层深部为黏膜肌层，由一层纵行的平滑肌束组成。本切片为食管横切面，可见平滑肌纤维的横断面。

（2）黏膜下层：位于黏膜肌层深部，为疏松结缔组织，着粉红色，内含黏液性的食管腺、小血管等。食管腺周围可见较多的淋巴细胞，偶见淋巴小结。黏膜和部分黏膜下层突向管腔形成纵行皱襞。

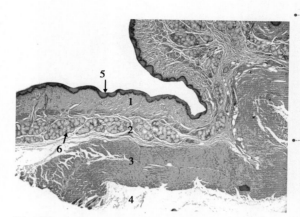

图 12-3　食管（esophagus）（低倍镜）
1. 黏膜（mucosa）；2. 黏膜下层（submucosa）；3. 肌层（muscularis externa）；4. 外膜（adventitia）；5. 上皮（epithelium）；6. 食管腺（esophageal gland）

（3）肌层：位于黏膜下层深部，较厚。因取材部位不同，其肌组织类型不同，若取自食管上 1/3 段，则为骨骼肌；若取自食管下 1/3 段，则为平滑肌；若取自食管中 1/3 段，则同时可见骨骼肌和平滑肌。肌纤维呈内环、外纵两层排列。

（4）外膜：为纤维膜，由结缔组织构成，内有较大血管、神经和淋巴管。

（三）胃（HE 染色）

观察要点：上皮、表面黏液细胞、胃底腺、壁细胞、主细胞。

1. 肉眼　标本取自胃底或胃体，为长条形，其高低不平染紫蓝色的一侧为胃壁的腔面，另一侧较平整，为外膜。

2. 低倍镜（图 12-4）　由腔面向外依次观察胃壁的 4 层结构。

（1）黏膜：靠腔面，表面由单层柱状上皮覆盖，有许多较浅的上皮凹陷，即胃小凹。上皮深部为固有层，大部分被胃底腺占据，结缔组织较少，被挤在腺体之间。固有层深部可见两薄层平滑肌，呈内环、外纵排列，为黏膜肌层。

（2）黏膜下层：位于黏膜肌层深部，为疏松结缔组织，其中常见较大的血管、淋巴管，少数标本可见黏膜下神经丛。

（3）肌层：位于黏膜下层深部，较厚，为平滑肌，其肌纤维呈内斜、中环、外纵排列，肌层间可见肌间神经丛。

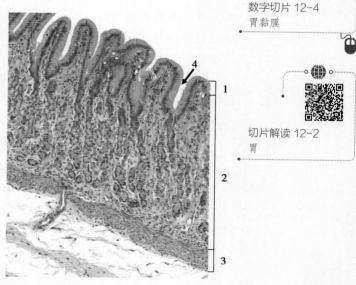

图 12-4　胃黏膜（gastric mucosa）（低倍镜）
1. 上皮（epithelium）；2. 固有层（lamina propria）；3. 黏膜肌层（muscularis mucosa）；4. 胃小凹（gastric pit）

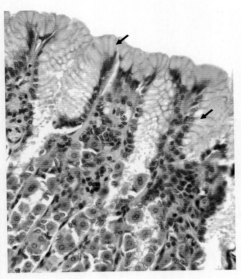

图 12-5　胃黏膜上皮（gastric mucosal epithelium）（高倍镜）

↙表面黏液细胞（surface mucous cell）

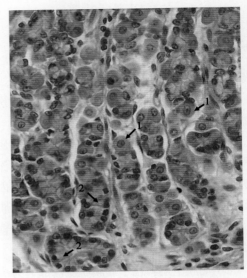

图 12-6　胃底腺（fundic gland）（高倍镜）
1. 壁细胞（parietal cell）；2. 主细胞（chief cell）

（4）外膜：为浆膜，由薄层疏松结缔组织及其覆盖的间皮构成。

3. 高倍镜（图 12-5、图 12-6）　胃黏膜上皮的表面黏液细胞呈柱状，核呈椭圆形，位于细胞的基底部，顶部细胞质中充满黏原颗粒，在 HE 染色制片过程中被溶解，故着色浅，呈空泡状（图 12-5）。在固有层内可见很多胃底腺的断面。胃底腺是单管状腺或分支管状腺，开口于胃小凹，分为颈、体、底 3 部。颈部短，与胃小凹相连；体部较长；底部略微膨大，毗邻于黏膜肌层。因切面不同，胃底腺在标本上呈圆形、卵圆形或长条形，由主细胞、壁细胞、颈黏液细胞、干细胞、内分泌细胞组成。重点观察以下两种细胞。

（1）主细胞：数量最多，主要分布于胃底腺的体部和底部，细胞体积小，呈柱状，核呈圆形，位于细胞的基底部，细胞顶端细胞质内含大量酶原颗粒，酶原颗粒多消失，故细胞质顶端着色浅，但细胞基底部细胞质嗜碱性强，染为紫蓝色。主细胞分泌胃蛋白酶原，故又称为胃酶细胞（图 12-6）。

（2）壁细胞：数量较主细胞少，主要分布于胃底腺的颈部和体部，细胞体较大，呈圆形或锥体形，核呈圆形，位于细胞的中央，有的细胞可见双核，细胞质呈强嗜酸性，染为红色。壁细胞分泌盐酸，故又称泌酸细胞（图 12-6）。

（四）十二指肠（HE 染色）

观察要点：肠绒毛、上皮、纹状缘、小肠腺、十二指肠腺。

1. 肉眼　标本为十二指肠的纵切面，呈长条形，其高低不平染色深的一侧为肠腔面，另一侧较平整，为外膜。

2. 低倍镜（图 12-7）　由腔面向外依次观察十二指肠壁的 4 层结构。

（1）黏膜：黏膜和部分黏膜下层共同向肠腔突起，形成环行皱襞。皱襞表面的黏膜上皮和固有层突向肠腔，形成肠绒毛。在固有层中可见小肠腺的各种断面。固有层深部可见平滑肌的横、纵两种切面，呈内环、外纵排列，为黏膜肌层（图 12-7）。

（2）黏膜下层：位于黏膜肌层深部，为结缔组织，除含有血管、淋巴管、黏膜下神经丛外，

数字切片 12-5
胃黏膜上皮
数字切片 12-6
胃底腺

电镜照片 12-1
主细胞（TEM）

电镜照片 12-2
壁细胞（TEM）

数字切片 12-7A&B
十二指肠

切片解读 12-3
十二指肠

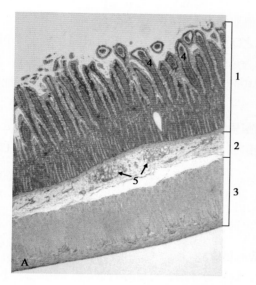
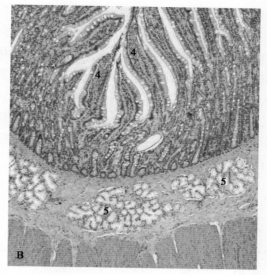

图 12-7　十二指肠（duodenum）（低倍镜）1. 黏膜（mucosa）；2. 黏膜下层（submucosa）；3. 肌层（muscularis externa）；4. 肠绒毛（intestinal villus）；5. 十二指肠腺（duodenal gland）

还可见十二指肠所特有的十二指肠腺（图 12-7）。

（3）肌层：位于黏膜下层深部，由内环、外纵两层平滑肌组成（图 12-7A）。肌层间可见肌间神经丛。

（4）外膜：大部分为浆膜，附着于腹后壁者为纤维膜。

3. 高倍镜（图 12-8、图 12-9）

（1）肠绒毛（图 12-8）：为黏膜上皮和固有层向肠腔形成的突起，呈宽大的叶片状。覆盖肠绒毛表面的是单层柱状上皮，主要由吸收细胞、杯状细胞和内分泌细胞组成。吸收细胞呈高柱状，核呈椭圆形，位于细胞近基底部，其游离面可见明显的纹状缘。在吸收细胞间夹有杯状细胞，细胞形似高脚酒杯，顶部膨大，底部狭窄，含深染的细胞核，细胞质内充满黏原颗粒，经制片溶解故着色浅，呈空泡状。肠绒毛的中轴为固有层结缔组织，可见纵行的中央乳糜管，是毛细淋巴管，起始部为盲囊状膨大，管腔大小不等，管壁由内皮构成，可见内皮细胞细胞核沿管腔纵

数字切片 12-8
肠绒毛

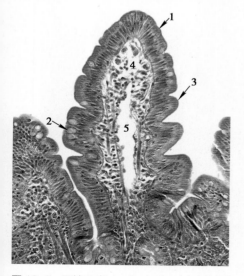

图 12-8　肠绒毛（intestinal villus）（高倍镜）1. 吸收细胞（absorptive cell）；2. 杯状细胞（goblet cell）；3. 纹状缘（striated border）；4. 固有层（lamina propria）；5. 中央乳糜管（central lacteal）

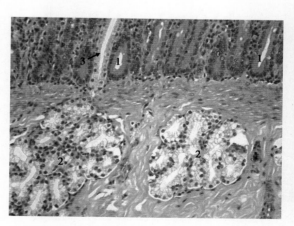

图 12-9　小肠腺与十二指肠腺（small intestinal gland and duodenal gland）（高倍镜）1. 小肠腺（small intestinal gland）；2. 十二指肠腺（duodenal gland）；3. 导管（duct）

数字切片 12-9
小肠腺与十二指肠腺

行排列。在中央乳糜管的周围，可见毛细血管、平滑肌纤维、淋巴细胞等。

（2）小肠腺：为单管状腺，由相邻肠绒毛根部之间的上皮向固有层下陷形成，直接开口于肠腔。构成小肠腺的细胞除吸收细胞、杯状细胞、内分泌细胞外，还有帕内特细胞（见后描述）和干细胞。吸收细胞数量最多；杯状细胞散在分布于吸收细胞之间，数量较少（图 12-9）；干细胞多位于小肠腺的基底部，不易与吸收细胞区别。

（3）十二指肠腺：为复管泡状黏液腺，其腺细胞呈矮柱状，细胞核呈圆形或扁圆形，靠近细胞基底部，细胞质染色浅。腺导管由单层柱状上皮组成，管腔较大，开口于肠腺底部或肠绒毛之间（图 12-9）。

数字切片 12-10
空肠环形皱襞

（五）空肠（HE 染色）

观察要点：皱襞、肠绒毛。

1. 肉眼　标本为空肠的纵切面，与十二指肠基本相似。

2. 低倍镜（图 12-10）　与十二指肠基本相似，管壁分 4 层，可见环行皱襞、肠绒毛、小肠腺等结构，但与十二指肠相比，空肠具有以下特点。

（1）肠绒毛较长而细，多呈细指状。

（2）上皮及肠腺内的杯状细胞增多。

（3）固有层可见弥散淋巴组织或孤立淋巴小结。

（4）黏膜下层无腺体。

数字切片 12-11
回肠

（六）回肠（HE 染色）

观察要点：肠绒毛、集合淋巴小结。

1. 肉眼　标本为回肠的横切面，高低不平的一侧为肠腔，另一侧较平整为外膜。

2. 低倍镜（图 12-11）　与空肠基本相似，管壁分 4 层，可见环行皱襞、肠绒毛、小肠

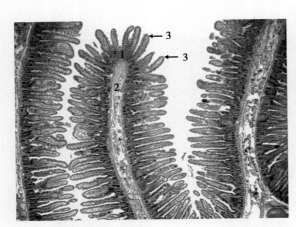

图 12-10　空肠环行皱襞（jejunal circular fold）（低倍镜）
1. 黏膜（mucosa）；2. 黏膜下层（submucosa）；
3. 肠绒毛（intestinal villus）

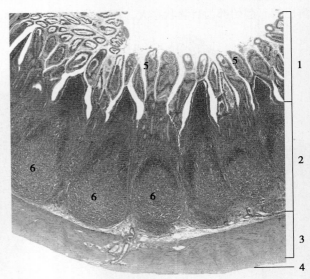

图 12-11　回肠（ileum）（低倍镜）
1. 黏膜（mucosa）；2. 黏膜下层（submucosa）；3. 肌层（muscularis externa）；4. 外膜（adventitia）；5. 肠绒毛（intestinal villus）；6. 集合淋巴小结（aggregated lymphoid nodule）

腺等结构，但与空肠相比，回肠具有以下特点。

（1）肠绒毛短而细，呈短指状，较稀疏。

（2）黏膜上皮及肠腺内的杯状细胞明显增多。

（3）淋巴组织丰富，固有层内可见集合淋巴小结，后者常突入黏膜下层，故该处黏膜肌层不完整。

（七）结肠（HE 染色）

观察要点：上皮、大肠腺。

1. 肉眼　标本为结肠的纵切面，高低不平的一侧为肠腔，另一侧较平整为外膜。

数字切片 12-12A&B
结肠

2. 低倍镜（图 12-12）　由腔面向外依次观察结肠壁的 4 层结构，重点观察黏膜层。与小肠相比，结肠具有以下特点。

（1）腔面有半月形皱襞，但无肠绒毛。

（2）上皮与肠腺内杯状细胞数量特别多。

（3）固有层内含大量直管状结（大）肠腺，较小肠腺长、粗、直，且排列紧密。

（4）在肌层中，内环行平滑肌节段性增厚形成结肠袋，外纵行平滑肌局部增厚形成 3 条粗的结肠带。

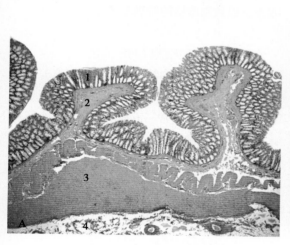
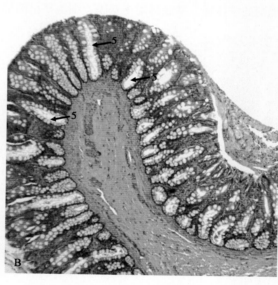

图 12-12　结肠（colon）
（低倍镜）
1. 黏膜（mucosa）；
2. 黏膜下层（submu-cosa）；3. 肌层（mus-cularis externa）；
4. 外膜（adventitia）；
5. 大肠腺（large in-testine gland）

（八）阑尾（HE 染色）

观察要点：肠腺、淋巴组织。

1. 肉眼　标本为阑尾的横切面，染色深，管腔小而不规则。

数字切片 12-13
阑尾

2. 低倍镜（图 12-13）　与结肠基本相似，但固有层内肠腺少、小、短，排列稀疏，且淋巴组织丰富。淋巴小结与弥散淋巴组织常突入黏膜下层，使黏膜肌层不完整。肌层分内环和外纵两层，内环层厚，外纵层较薄，外膜为浆膜。

（九）内分泌细胞（银染）

观察要点：内分泌细胞。

数字切片 12-14
内分泌细胞

高倍镜（图 12-14）　胃肠内分泌细胞种类较多，大多单个分散于其他细胞之间，细胞呈不

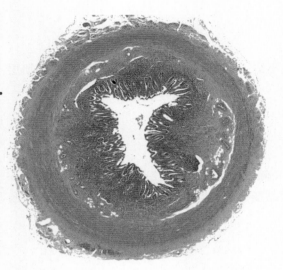

图 12-13 阑尾（vermiform appendix）（低倍镜）

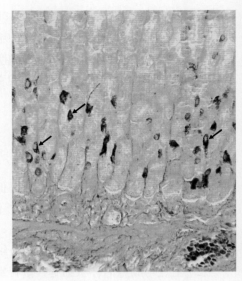

图 12-14 内分泌细胞（endocrine cell）
（银染，高倍镜）

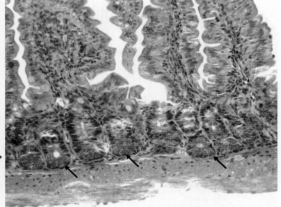

图 12-15 帕内特细
胞（Paneth cell）（高
倍镜）

规则的锥体形，基底部附于基膜，细胞核呈圆形，着浅棕黄色，细胞质中含粗大的嗜银颗粒，使细胞染成深棕褐色。有的内分泌细胞嗜银颗粒很多，以致细胞核的轮廓不清。

（十）帕内特细胞（HE 染色）
观察要点：帕内特细胞（潘氏细胞）。
高倍镜（图 12-15） 帕内特细胞是小肠腺的特征性细胞，常三五成群地分布在小肠腺底部，细胞呈锥体形，核呈卵圆形，位于基底部。顶部细胞质含粗大的嗜酸性颗粒，故着红色。

（赵　敏）

复习思考题
1. 比较食管、胃、小肠、结肠的黏膜层结构差异。
2. 描述胃壁各层的光镜结构特点。
3. 试述光镜下如何鉴别三段小肠？

数字课程学习……
电子图片　图片自测　教学 PPT　知识拓展

第十三章

消化腺

关键词

胰岛（pancreas islet） 肝小叶（hepatic lobule） 肝血窦（hepatic sinusoid）

肝巨噬细胞（hepatic macrophage） 胆小管（bile canaliculus）

消化腺包括大消化腺，即大唾液腺、胰腺和肝，以及分布于消化管壁内的小消化腺（如小唾液腺、食管腺、胃腺和肠腺等）。大消化腺是分叶的实质性器官，其实质由腺泡和导管组成，间质由被膜及实质间的结缔组织构成。消化腺的分泌物经导管排入消化管，对食物进行化学性消化。部分消化腺还有内分泌或其他重要功能。

导学微课（第十三章）

一、目的与要求

1. 观察腮腺，了解浆液腺泡和导管的结构特点。
2. 观察下颌下腺，掌握浆液腺泡、黏液腺泡和混合腺泡的结构特点。
3. 观察胰腺，掌握胰腺外分泌部及内分泌部（胰岛）的结构特点。
4. 观察肝，掌握肝小叶和门管区的结构特点。
5. 观察胆囊，了解胆囊的组织结构。
6. 辨认电镜结构：贮脂细胞、肝巨噬细胞、胆小管。

二、切片观察

（一）腮腺（HE 染色）

观察要点：浆液细胞、浆液腺泡、导管。

数字切片 13-1
腮腺

1. 肉眼　边缘的薄层粉染的嗜酸性组织为被膜，内部紫蓝色的嗜碱性团块被分成许多小叶。
2. 低倍镜（图 13-1A）　被膜由薄层结缔组织构成，深入实质形成小叶间隔，将腺实质分隔成许多小叶，小叶由浆液腺泡和导管组成。间质中有脂肪细胞成群分布。
3. 高倍镜（图 13-1B）
（1）腺泡：为浆液腺泡。
（2）导管：闰管管径小，管壁为单层扁平上皮或立方上皮，与腺泡相连；纹状管较粗，管壁由单层柱状上皮构成，细胞质呈嗜酸性，细胞核呈圆形，位于细胞偏上部，核下部分的细胞质内可见垂直于基底面的纵纹（质膜内褶），故名纹状管；小叶间导管较粗，位于小叶间结缔组织内，管壁初为单层柱状上皮，切面中更多见为假复层柱状上皮。

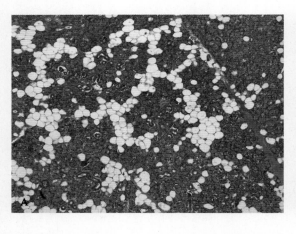
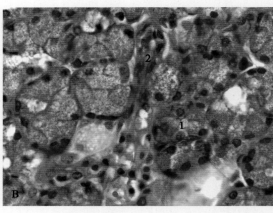

图 13-1　腮腺（parotid gland）
A. 低倍镜　B. 高倍镜
1. 浆液腺泡（serous acinus）; 2. 闰管（intercalated duct）

（二）下颌下腺（HE 染色）

观察要点：浆液腺泡、黏液腺泡、混合腺泡、导管。

数字切片 13-2
下颌下腺

1. 肉眼　边缘的薄层粉染的嗜酸性组织为被膜，内部紫蓝色的嗜碱性团块被分成许多小叶。
2. 低倍镜（图 13-2A）　小叶内可见浆液腺泡、黏液腺泡和混合腺泡及各种断面的导管，小叶间结缔组织内可见小叶间导管。

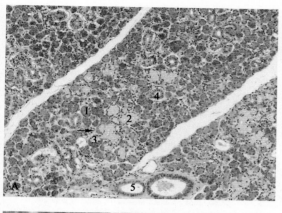
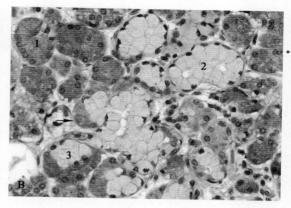
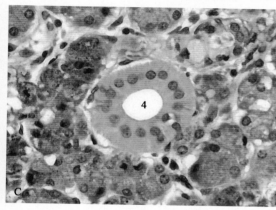

切片解读 13-1
下颌下腺

图 13-2　下颌下腺（submandibular gland）
A.低倍镜　B、C.高倍镜
1. 浆液腺泡（serous acinus）；2. 黏液腺泡（mucous acinus）；3. 混合腺泡（mixed acinus）；4. 纹状管（striated duct）；5. 小叶间导管（interlobular duct）；→浆半月（serous demilune）

3. 高倍镜
（1）腺泡：混合腺泡，可见浆半月（图 13-2B）。
（2）导管：闰管短，因而断面较少。纹状管多而典型，故较易辨认（图 13-2C）。

（三）胰腺（HE 染色）
观察要点：外分泌部（腺泡，泡心细胞，导管）；内分泌部（胰岛）。
1. 肉眼　边缘薄层粉染的嗜酸性组织为被膜，内部紫蓝色的嗜碱性团块被分成许多小叶。
2. 低倍镜（图 13-3）　胰腺表面为结缔组织构成的被膜。胰腺实质被结缔组织分隔成许多小叶，小叶间结缔组织内有胰腺导管（小叶间导管）和血管的各种断面。
　　胰腺实质分为外分泌部和内分泌部。外分泌部占大部分，由染色深的浆液腺泡和导管组成；内分泌部（胰岛）为染色较浅、大小不一的细胞团，散在分布于腺泡之间。
3. 高倍镜
（1）外分泌部
1）腺泡：为浆液腺泡。在部分腺泡腔内可见扁平或立方形的泡心细胞，细胞质染色浅，其轮廓在光镜下较难辨认，细胞核染色整体较浆液细胞细胞核浅（图 13-4）。
2）导管
A. 闰管：较长，腔小，由单层扁平上皮或立方上皮构成，与腺泡腔相连。
B. 小叶内导管：位于小叶内，管腔较闰管大，由单层立方上皮或矮柱状上皮构成。
C. 小叶间导管：位于小叶间的结缔组织内，管腔较大，由单层柱状上皮构成。
（2）内分泌部：即胰岛，由染色较浅的内分泌细胞组成，内分泌细胞的类型在 HE 染色切片

数字切片13-3、13-4
胰腺（低倍镜）、胰腺（高倍镜）

切片解读 13-2
胰腺

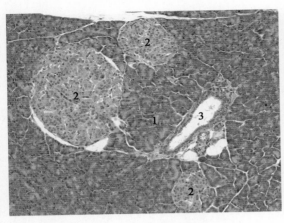

图 13-3　胰腺（pancreas）（低倍镜）
1. 浆液腺泡（serous acinus）；2. 胰岛（pancreas islet）；3. 导管（duct）

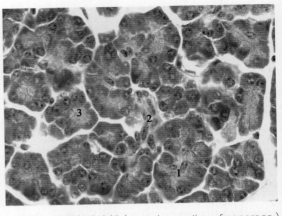

图 13-4　胰腺外分泌部（exocrine portion of pancreas）（高倍镜）
1. 泡心细胞（centroacinar cell）；2. 闰管（intercalated duct）；3. 浆液腺泡（serous acinus）

中难以辨认。细胞间有丰富的毛细血管（血窦）。

（四）肝（HE 染色）

观察要点：肝小叶（中央静脉，肝细胞，肝血窦，肝巨噬细胞）；门管区（小叶间动脉，小叶间静脉，小叶间胆管）。

1. 肉眼　边缘的粉红色薄层组织为被膜，实质中可见多边形小区，为肝小叶。

2. 低倍镜（图 13-5）　被膜为致密结缔组织，表面覆以间皮。结缔组织深入实质将其分成许多分界明显的多边形小叶。

肝小叶中央为中央静脉，血流由肝血窦汇入。以中央静脉为中心，由肝细胞组成的肝索向周围呈放射状排列。肝索之间的空隙为肝血窦。

门管区位于相邻几个肝小叶之间的结缔组织内，可见小叶间动脉、小叶间静脉、小叶间胆管。

3. 高倍镜

（1）肝小叶（图 13-6）

1）中央静脉：腔大壁薄，管壁不完整，由内皮和少量结缔组织构成，有许多孔洞与肝血窦相通。

2）肝索：由肝细胞单层排列组成，相邻肝索相互吻合。肝细胞呈多边形，体积较大；细胞核大而圆，居中，核仁明显，部分肝细胞有双核；细胞质呈嗜酸性，可见弥散分布的嗜碱性团块。

3）肝血窦：位于肝索之间，相互通连成网。窦腔较大，不规则；窦壁由扁平的内皮细胞组成，内皮细胞间隙较大，窦壁不完整。在部分窦腔内可见肝巨噬细胞（库普弗细胞），细胞形态不规则，体积较大，细胞质呈嗜酸性。

数字切片 13-5、13-6、13-7
肝（低倍镜）、肝小叶（高倍镜）、门管区（高倍镜）

切片解读 13-3
肝

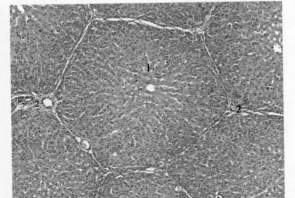

图 13-5　肝（liver）（低倍镜）
1. 肝小叶（hepatic lobule）；2. 门管区（portal area）

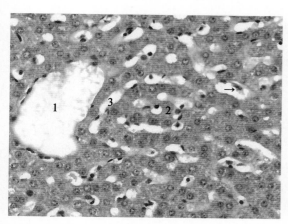
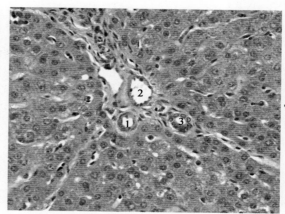

图 13-6　肝小叶（hepatic lobule）（高倍镜）
1. 中央静脉（central vein）；2. 肝索（hepatic cord）；3. 肝血窦（hepatic sinusoid）；→肝巨噬细胞（hepatic macrophage）

图 13-7　门管区（portal area）（高倍镜）
1. 小叶间动脉（interlobular artery）；2. 小叶间静脉（interlobular vein）；3. 小叶间胆管（interlobular bile duct）

电镜照片 13-1
贮脂细胞（TEM）

（2）门管区（图 13-7）

1）小叶间胆管：管腔规则，管壁由单层立方上皮构成，细胞排列整齐，核圆染色深。

2）小叶间动脉：管腔小而规则，壁较厚，内皮外有一层或几层环行平滑肌。

3）小叶间静脉：管腔较大而不规则，壁较薄，内皮外仅有少量散在的平滑肌。

（五）肝巨噬细胞（台盼蓝注射 +HE 染色）

观察要点：肝巨噬细胞（库普弗细胞）。

1. 肉眼　边缘的粉红色薄层组织为被膜，实质中可见多边形小区，为肝小叶。

2. 低倍镜　结缔组织被膜深入实质将其分成若干多边形小叶。肝小叶内血窦腔可见许多含有蓝紫色台盼蓝颗粒的肝巨噬细胞。

3. 高倍镜（图 13-8）　肝巨噬细胞胞体较大，形状不规则，可有突起与窦壁相接；细胞质内可见嗜碱性团块，为其吞噬的台盼蓝颗粒。

数字切片 13-8
肝巨噬细胞

电镜照片 13-2
肝巨噬细胞（TEM）

（六）胆小管（镀银 + 伊红染色）

观察要点：胆小管。

1. 肉眼　边缘的粉红色薄层组织为被膜，实质中可见多边形小区，为肝小叶。

2. 低倍镜　结缔组织被膜深入实质将其分成若干多边形小叶。肝索以中央静脉为中心向周围呈放射状排列，肝细胞之间可见有黑色网格状结构。

3. 高倍镜（图 13-9）　肝细胞细胞质呈嗜酸性。肝细胞之间有染成黑色线状或点状的结构，即胆小管的纵、横切面。

数字切片 13-9
肝 - 胆小管

电镜照片 13-3
胆小管与肝细胞（TEM）

（七）肝糖原（PAS 染色）

观察要点：肝糖原。

1. 肉眼　表面粉红色薄层组织为被膜，实质中可见多边形小区，为肝小叶。

2. 低倍镜　结缔组织被膜深入实质将其分成若干多边形小叶。肝细胞互相连接，以中央静脉为中心向周围呈放射状排列。

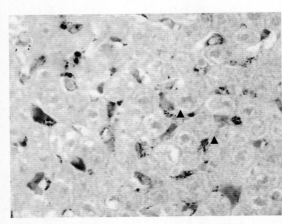

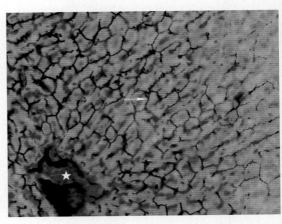

图 13-8　肝巨噬细胞（hepatic macrophage）（高倍镜）
▲ 肝巨噬细胞（也称库普弗细胞，Kupffer cell）

图 13-9　胆小管（bile canaliculus）（高倍镜）
☆ 中央静脉（central vein）　→胆小管（bile canaliculus）

数字切片 13-10
肝细胞 – 肝糖原

3. 高倍镜（图 13-10）　肝细胞的细胞质内含有数量不等的红色颗粒，即肝糖原。

（八）胆囊（HE 染色）

观察要点：胆囊壁结构。

1. 肉眼　标本上缘高低不平，为黏膜层，染成蓝紫色；其余部分染成粉红色。

数字切片 13-11
胆囊

2. 低倍镜（图 13-11）　胆囊壁由黏膜、肌层和外膜组成。黏膜向腔内突起形成皱襞，此时观察的胆囊处于排空状态，故皱襞高大明显，且具有分支。若胆囊处于充盈状态，则黏膜变平，皱襞不可见。皱襞之间的上皮常凹向固有层内，形成深陷的黏膜窦。同理，若胆囊为充盈状态，则黏膜窦不可见。

3. 高倍镜

（1）黏膜层

1）上皮为单层柱状上皮，细胞游离面有微绒毛形成的纹状缘。

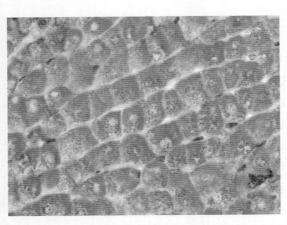

图 13-10　肝细胞 – 肝糖原（hepatocyte-hepatic glycogen）（PAS 染色，高倍镜）

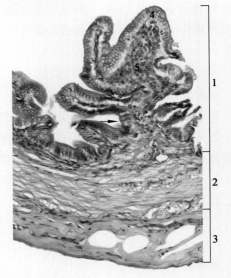

图 13-11　胆囊（gallbladder）（低倍镜）
1. 黏膜（mucosa）; 2. 肌层（muscularis）; 3. 外膜（adventitia）; 4. 上皮（epithelium）; 5. 固有层（lamina propria）; → 黏膜窦（mucosal sinus）

2）固有层与上皮共同突向腔面形成皱襞。固有层由薄层疏松结缔组织构成，含丰富的血管、淋巴管和弹性纤维。

（2）肌层：较薄，平滑肌排列不规则。

（3）外膜：较厚，大部分为浆膜，由疏松结缔组织及间皮构成。

（葛盈盈　赵文婧）

复习思考题

1. 光镜下，如何在切片中快速辨别三种大唾液腺？

2. 光镜下，如何在切片中区分腮腺和胰腺？

3. 光镜下观察肝切片，在门管区一定能同时观察到小叶间胆管、小叶间动脉和小叶间静脉吗？某种管道的断面只能出现一次吗？为什么？

4. 人肝和猪肝相比，哪个肝小叶的轮廓更清晰？在人肝切片中，如何快速、准确地辨别肝小叶的中央静脉和门管区的位置？

数字课程学习……

电子图片　　图片自测　　📺教学 PPT　　👤≡知识拓展

第十四章

呼吸系统

关键词

小支气管（small bronchus） 细支气管（bronchiole） 终末细支气管（terminal bronchiole） 呼吸性细支气管（respiratory bronchiole） 肺泡管（alveolar duct） 肺泡囊（alveolar sac） 肺泡（pulmonary alveolus）

　　呼吸系统包括鼻、咽、喉、气管、支气管和肺。肺内的终末细支气管是气体进出肺所经过的结构，称为导气部；呼吸性细支气管、肺泡管、肺泡囊和肺泡具有气体交换功能，称为呼吸部。呼吸系统的主要功能是气体交换。此外，鼻有嗅觉的功能，喉有发音的功能，肺参与多种物质的合成与代谢。

导学微课（第十四章）

一、目的与要求

1. 观察鼻嗅部黏膜切片标本，了解鼻嗅部黏膜光镜下的结构特点。
2. 观察人气管横切面切片标本，掌握气管光镜下的组织结构特点。
3. 观察肺切片标本，掌握肺光镜下的组织结构特点，区别肺呼吸部和导气部的结构。
4. 辨认电镜结构：细支气管、肺泡、Ⅱ型肺泡上皮细胞、气–血屏障。

二、切片观察

（一）鼻嗅部黏膜（HE 染色）

观察要点：假复层柱状上皮，嗅腺。

1. 肉眼 切片细长，一侧染色较深，呈蓝紫色，此为嗅黏膜上皮。

2. 低倍镜（图 14-1） 镜下可分为上皮和固有层。上皮为假复层柱状上皮，固有层为结缔组织，内有许多浆液性嗅腺、血管和无髓神经纤维束。

3. 高倍镜

（1）上皮：由三种细胞构成。

1）嗅细胞：呈梭形；核圆，多位于细胞中央；细胞顶部有一些嗅毛（嗅毛是一种静纤毛）。

2）支持细胞：数目较多，呈高柱状；核呈卵圆形，多位于细胞顶部。

3）基细胞：呈圆形或锥体形，较小，染色较深，位于上皮基部。

（2）固有层：为薄层结缔组织，其中可见浆液性嗅腺，腺细胞细胞质内有棕黄色颗粒，有的可见腺导管开口于上皮的表面。

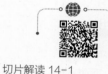

数字切片 14-1
鼻嗅部黏膜

切片解读 14-1
鼻嗅部黏膜

（二）气管（HE 染色）

观察要点：黏膜，气管腺。

1. 肉眼 为气管横切，整个气管呈环形或弧形。凹面为气管黏膜面，含有蓝紫色的 C 形结构部分为透明软骨环，软骨环缺口处粉红色部分为气管后壁的膜部。

2. 低倍镜（图 14-2） 管壁由内向外依次为黏膜、黏膜下层和外膜。

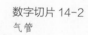

数字切片 14-2
气管

切片解读 14-2
气管

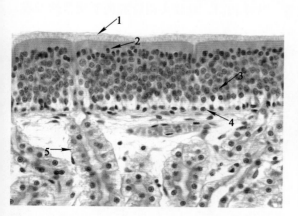

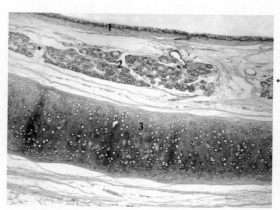

图 14-1 鼻嗅部黏膜（nasal olfactory mucosa）（低倍镜）
1. 微绒毛（microvillus）；2. 支持细胞（supporting cell）；3. 嗅细胞（olfactory cell）；4. 基细胞（basal cell）；5. 嗅腺（olfactory gland）

图 14-2 气管（trachea）（低倍镜）
1. 上皮（epithelium）；2. 气管腺（tracheal gland）；3. 透明软骨（hyaline cartilage）

3. 高倍镜

（1）黏膜：位于管壁最内层，由上皮和固有层构成。

1）上皮：为假复层纤毛柱状上皮。纤毛细胞胞体呈柱状，核呈椭圆形，位于上皮浅层，其游离面可见排列规则的纤毛。杯状细胞顶部细胞质呈空泡状，核呈倒置的三角形。基细胞位于上皮的深部，染色较深。上皮下方有明显的基膜，呈粉红色窄带状。

2）固有层：位于基膜下方；由薄层细密结缔组织构成，含有较多的弹性纤维、气管腺导管、血管、神经和淋巴组织。

（2）黏膜下层：由疏松结缔组织构成，与黏膜固有层无明显界限，其中含有气管腺和腺导管。此外，还有血管、神经和淋巴组织。

（3）外膜：软骨部由结缔组织和透明软骨构成。膜部由结缔组织和平滑肌束构成，平滑肌束周围含有较多气管腺。

（三）肺（HE 染色）

观察要点：肺内支气管与血管的区别、肺导气部管壁结构的移行性变化、肺泡细胞。

1. 肉眼　组织很疏松，有许多大小不等的泡状空腔，标本呈网状。

2. 低倍镜（图 14-3 至图 14-6）　切片一侧表面有光滑的浆膜，为胸膜的脏层。肺实质内可见大量呈空泡状的结构，即肺泡，其间散布小支气管及各级分支的切面，可有血管伴行，分为导气部和呼吸部。

（1）导气部：肺内支气管到细支气管上皮均为有纤毛的上皮，从假复层纤毛柱状上皮逐渐过渡到单层纤毛柱状上皮。

1）肺内小支气管（图 14-3）：是切片中管径大、管壁厚的管道。管壁由黏膜、黏膜下层和外膜构成。

A. 黏膜：表面被覆有假复层纤毛柱状上皮，其中有杯状细胞。上皮和固有层向腔内突出形成皱襞，固有层深部有不连续的平滑肌束。

B. 黏膜下层：由疏松结缔组织构成，其中可见有成团分布的气管腺。

C. 外膜：与黏膜下层没有明显的分界，由透明软骨片和结缔组织构成。其中所见的小血管为支气管动、静脉的分支，此外还有小神经束。

2）细支气管（图 14-4）：管腔小于小支气管，管壁较薄，黏膜突向管腔的皱襞依然存在。

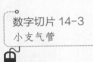
数字切片 14-3
小支气管

切片解读 14-3
肺

数字切片 14-4
细支气管

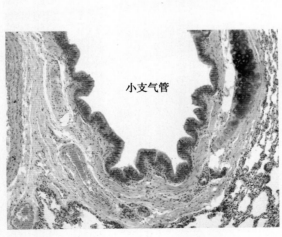

小支气管

图 14-3　小支气管（small bronchus）（低倍镜）

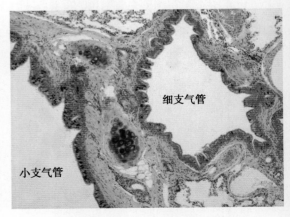

细支气管

小支气管

图 14-4　细支气管（bronchiole）（低倍镜）

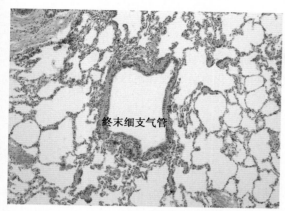

图 14-5　终末细支气管（terminal bronchiole）（低倍镜）

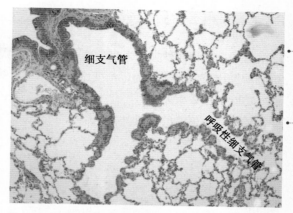

图 14-6　细支气管及其分支（bronchiole and its branches）（低倍镜）

数字切片 14-5
终末细支气管

数字切片 14-6
细支气管及其分支

电镜照片 14-1
细支气管肺泡（SEM）

数字切片 14-7
肺泡

起始段上皮与小支气管相似，随后上皮逐渐变为单层纤毛柱状上皮，上皮内的杯状细胞和黏膜下层的混合腺泡及外膜的软骨片很少乃至消失，而管壁的平滑肌相对增多。

　　3）终末细支气管（图 14-5）：上皮为单层柱状上皮，杯状细胞、混合腺泡及软骨片完全消失，平滑肌形成完整的一层，黏膜皱襞更明显。

　　（2）呼吸部

　　1）呼吸性细支气管（图 14-6）：由于管壁出现肺泡，故管壁不完整。表面为单层立方上皮，近肺泡开口处移行为单层扁平上皮。其深面有少量的结缔组织和环行平滑肌束。

　　2）肺泡管：管壁上有大量肺泡开口，管壁自身结构很少，仅在相邻肺泡开口处形成结节状膨大，表面有单层立方上皮或扁平上皮，上皮下方可见粉染的平滑肌纤维。

　　3）肺泡囊：是几个肺泡共同开口处，相邻肺泡开口处无结节状膨大。

　　4）肺泡：在标本中所见到的囊状结构均为肺泡，肺泡壁很薄，腔面衬以一层上皮，相邻肺泡之间的薄层结缔组织为肺泡隔。

　　3. 高倍镜　重点观察肺泡和肺泡隔的结构（图 14-7）。

　　（1）肺泡上皮：两种上皮细胞不易区分。Ⅰ型肺泡细胞扁平，细胞质部极薄，含核的部分略厚；Ⅱ型肺泡细胞散在分布，细胞略凸向肺泡腔，呈立方形或圆形，核圆，细胞质着色浅。

　　（2）肺泡隔：位于相邻肺泡上皮之间，有丰富的毛细血管和弹性纤维。在肺泡隔或肺泡腔内有时可见到一种细胞质内含有吞噬黑色颗粒的细胞，为尘细胞。

电镜照片 14-2
Ⅱ型肺泡上皮细胞（TEM）

电镜照片 14-3
气-血屏障（TEM）

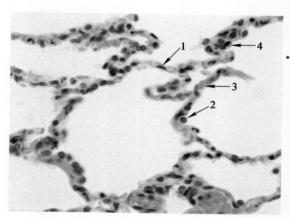

图 14-7　肺泡（pulmonary alveolus）（高倍镜）

1. Ⅰ型肺泡细胞（type Ⅰ alveolar cell）；2. Ⅱ型肺泡细胞（type Ⅱ alveolar cell）；3. 毛细血管（capillary）；4. 尘细胞（dust cell）

（黄　铠　李美秀立）

复习思考题

1. 气管的上皮为何种类型？在光镜下可观察到哪些类型的细胞？各有何特点和功能？

2. 随着肺内支气管分支的逐渐变细，支气管管壁结构的变化有什么规律？这种规律性的变化与其功能有什么相关性？

3. 简述气－血屏障的组成。

数字课程学习……

电子图片　　图片自测　　📺教学 PPT　　👤三知识拓展

第十五章

泌尿系统

关键词

肾（kidney） 肾小体（renal corpuscle） 血管球（glomerulus） 肾小囊（renal capsule） 近端小管（proximal tubule） 远端小管（distal tubule） 集合小管（collecting tubule） 球旁细胞（juxtaglomerular cell） 致密斑（macula densa） 输尿管（ureter） 膀胱（bladder）

　　血液在循环过程中，不仅给机体细胞带来营养物质，也带走了机体细胞的代谢终产物。代谢终产物和过剩的物质（如水和无机盐等）只有不断被排出才能保持内环境的稳定，它们的排出主要由泌尿系统承担。泌尿系统发生病变将会导致机体出现相应症状和体征。因此，要了解机体如何从血液中排出代谢终产物和过剩的物质，保留营养物质等，泌尿系统器官是否有病变，必须要了解泌尿系统主要器官的组织结构。

 导学微课（第十五章）

一、目的与要求

1. 观察肾，掌握肾单位（肾小体、近端小管、细段、远端小管）和集合小管及球旁复合体的组织结构。

2. 准确辨认输尿管黏膜、肌层和外膜，熟悉排尿管道的组织结构特点。

3. 对比空虚和充盈时膀胱结构的变化。

4. 辨认电镜结构：肾小体血管球、肾小囊、滤过屏障、质膜内褶。

二、切片观察

（一）肾（HE 染色）

数字切片 15-1
肾

切片解读 15-1
肾

观察要点：肾小体、血管球、肾小囊、近端小管、远端小管、细段、集合小管、致密斑。

1. **肉眼** 肾为实质性器官，标本多以肾叶为中心纵切制作。呈带状、着色深的部分为皮质，是肾的浅部；呈锥体状、着色浅的部分为肾锥体（髓质），是肾的深部，有的标本在肾锥体旁可见染色深的肾柱，为伸入肾锥体之间的皮质部分。

2. **低倍镜**（图 15-1） 肾表面有由致密结缔组织构成的被膜，即纤维囊，有的切片被膜不完整甚至完全脱落。皮质位于被膜下，有圆球形的肾小体、横断或近横断肾小管的区域为皮质迷路，皮质迷路内还可见小叶间动脉和静脉；纵切或斜切管状结构聚集区为髓放线，主要由近直小管、远直小管、集合小管构成。髓质位于皮质深部，可见各种管状结构的断面。在皮质和髓质交界处，可见弓形动脉、弓形静脉。

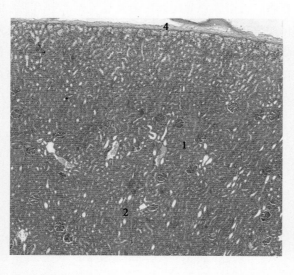
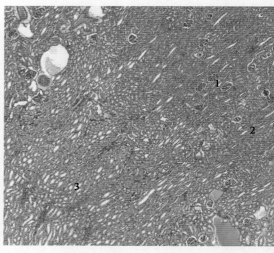

图 15-1 肾（kidney）
（低倍镜）
1. 皮质迷路（cortical labyrinth）；2. 髓放线（medullary ray）；3. 肾锥体（renal pyramid）；4. 纤维囊（fibrous capsule）

3. **高倍镜**（图 15-2、图 15-3）

（1）肾小体：位于皮质迷路，断面呈圆形，由血管球和肾小囊组成（图 15-2）。位于肾小体外周的单层扁平上皮为肾小囊壁层，肾小囊壁层内呈环状或月牙形的空隙即肾小囊腔，肾小体中央部分由肾小囊脏层（足细胞）和血管球组成。血管球是一团盘曲的毛细血管，毛细血管内可见红细胞。在切片上内皮细胞、球内系膜细胞和足细胞形态难分辨，可根据细胞核的大小和着色区分，细胞核大而色浅的为足细胞，小而色深、多为扁圆形的为内皮细胞，大小和着色居中为球内

电镜照片 15-1
肾小体血管球与肾小囊（SEM）

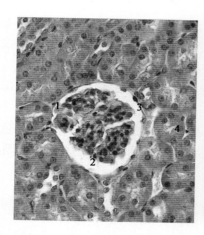
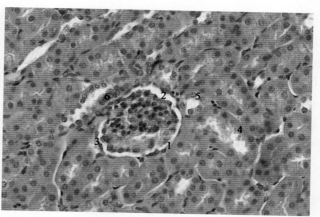

图 15-2　皮质迷路（cortical labyrinth）（高倍镜）
1. 肾小体（renal corpuscle）；2. 肾小囊腔（capsular space）；3. 肾小囊壁层（parietal layer of renal capsule）；4. 近端小管曲部（proximal convoluted tubule）；5. 远端小管曲部（distal convoluted tubule）；6. 致密斑（macula densa）

系膜细胞。偶见有入球微动脉、出球微动脉出入的血管极或与近端小管曲部相连的尿极，切到血管极的肾小体不少，肾小囊腔呈月牙形。

（2）近端小管曲部：位于肾小体周围，断面较多（图 15-2）。管壁厚，管腔小而不规则，腔面凹凸不平，由单层上皮围成，细胞呈立方形或锥体形，界限不清；核呈圆形，位于近基底部；细胞质嗜酸性强，基部有纵纹，游离面有刷状缘（因制片关系往往不易看清）。

（3）远端小管曲部：位于肾小体周围，断面较近端小管少，管腔较大（图 15-2），由单层上皮围成，细胞呈立方形，细胞质嗜酸性弱，基部纵纹明显，游离面无刷状缘；核圆，数量较多，位于近游离部。

（4）球旁细胞：位于肾小体的血管极处，入球微动脉中膜的平滑肌细胞变为上皮样细胞，为球旁细胞。细胞体积较大，呈立方形，核较大，呈卵圆形，染色浅，细胞轮廓不清。常因切不到入球微动脉的典型切面而难以分辨，Bowie 染色（染料为猩红和乙基紫或结晶紫）可显示球旁细胞的分泌颗粒，可借此观察（图 15-4）。大多数细胞的细胞质和核均染成红色，少数细胞质内有蓝（乙基紫染色）或紫蓝色（结晶紫染色）颗粒，为球旁细胞，球旁细胞周围可见肾小体和远端小管曲部或近端小管曲部。

（5）致密斑：位于肾小体的血管极，远端小管的管壁靠近肾小体的一侧，上皮细胞变得高而窄，核密集排列且靠近游离面，此结构即致密斑（图 15-2）。

（6）球外系膜细胞（极垫细胞）：是位于出球微动脉、入球微动脉和致密斑围成的三角区域内的一群细胞，核呈卵圆形，染色较深，切片上不易见到。

（7）近端小管直部：位于髓放线和肾锥体，在髓放线和肾锥体靠近皮质处易见。结构与近端小管曲部相似（图 15-3）。

电镜照片 15-2　滤过屏障（TEM）

电镜照片 15-3　质膜内褶（TEM）

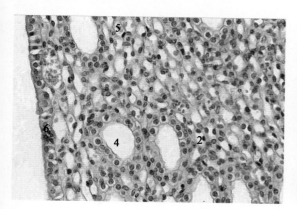
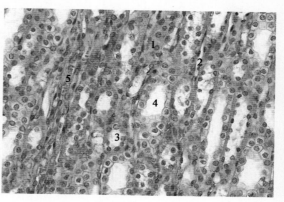

图 15-3　肾锥体（renal pyramid）（高倍镜）
1. 近端小管直部（proximal straight tubule）；2. 细段（thin segment）；3. 远端小管直部（distal straight tubule）；4. 集合小管（collecting duct）；5. 毛细血管（capillary）；6. 肾乳头上皮（renal papillary epithelium）

（8）细段：位于髓放线和肾锥体，近肾乳头部易见。管腔很小，管壁很薄，由单层扁平上皮组成，细胞核常突向管腔（图15-3），注意与毛细血管相区别。区别于毛细血管的特点为：细段腔内无血细胞，管壁无核部分比毛细血管壁厚，核向腔内突出不如毛细血管明显。

（9）远端小管直部：位于髓放线和肾锥体，在肾锥体近皮质处易见。结构与远端小管曲部相似（图15-3）。

（10）集合小管：位于髓放线和肾锥体，近肾乳头部易见。由单层上皮围成，细胞质染色浅而透明，细胞分界清楚（图15-3）。在肾乳头，细胞呈高柱状，称为乳头管，乳头管开口于乳头孔，上皮与被覆在肾乳头表面的变移上皮相连。

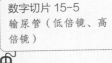

数字切片 15-4
球旁细胞

图 15-4 球旁细胞
（juxtaglomerular cell）
（Bowie 染色，高倍镜）
1. 球旁细胞（juxtaglo-merular cell）；2. 肾小体（renal corpus-cle）；3. 远端小管曲部（distal convoluted tubule）；4. 致密斑（macula densa）；5. 近端小管曲部（proximal convoluted tubule）

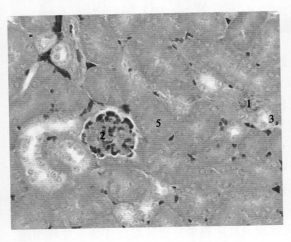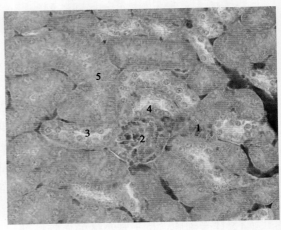

（二）输尿管（HE 染色）

观察要点：输尿管黏膜、肌层、外膜。

1. 肉眼　为中空性器官，标本多以输尿管横切制作。腔小、壁厚，腔面不平整。腔面染色深的区域为黏膜，中间染色红的区域为肌层，周边染色浅的区域为外膜。

2. 低倍镜（图15-5A）　自内向外观察，输尿管由黏膜、肌层和外膜组成。黏膜由上皮和固有层组成，黏膜向腔内突起形成皱襞。

3. 高倍镜（图15-5B）

（1）黏膜

1）上皮：为变移上皮。

数字切片 15-5
输尿管（低倍镜、高倍镜）

切片解读 15-2
输尿管

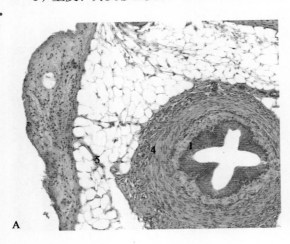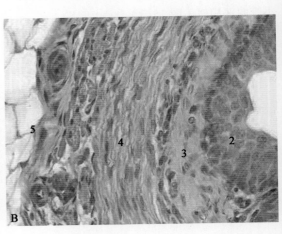

图 15-5 输尿管
（ureter）
A. 低倍镜　B. 高倍镜
1. 黏膜（mucosa）；
2. 上皮（epithelium）；
3. 固有层（lamina propria）；4. 肌层（muscularis）；5. 外膜（adventitia）

2）固有层：位于上皮深部，由结缔组织构成，含小血管。

（2）肌层：为平滑肌，输尿管上 2/3 为内纵、外环两层，下 1/3 为内纵、中环、外纵 3 层。

（3）外膜：为结缔组织构成的纤维膜，其内可见血管和脂肪细胞。

（三）膀胱（HE 染色）

观察要点：膀胱结构，空虚和充盈时膀胱结构的变化。

1. 肉眼　为中空性器官，标本多取自膀胱体的腹膜腔部。空虚膀胱标本可见一面凹凸不平、染色深的区域为黏膜，其余部分为肌层和外膜。充盈膀胱标本呈窄条状。

2. 低倍镜（图 15-6A）　空虚膀胱的黏膜、肌层和外膜 3 层可以清晰分辨，黏膜有皱襞，由上皮和固有层组成；肌层较厚，肌纤维走行不同，分为内纵、外纵和中环 3 层，外膜薄厚不均。充盈膀胱的黏膜和外膜面平坦，难分层次。

3. 高倍镜（图 15-6B、C、D）

（1）黏膜

1）上皮：为变移上皮。空虚膀胱上皮较厚，盖细胞大，呈立方形，有的细胞有双核。充盈

数字切片 15-6
膀胱

切片解读 15-3
膀胱（排空和充盈）

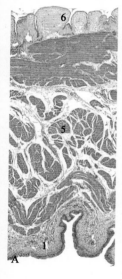
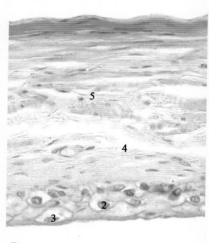
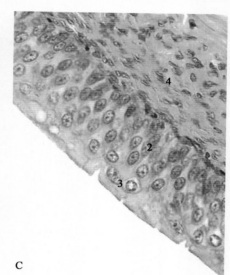
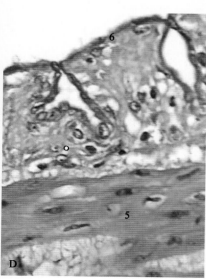

图 15-6　膀胱（bladder）
A. 空虚时（低倍镜）　B. 充盈时（低倍镜）　C. 空虚膀胱黏膜（高倍镜）　D. 空虚膀胱肌层和外膜（高倍镜）
1. 黏膜（mucosa）；2. 上皮（epithelium）；3. 盖细胞（tectorial cell）；4. 固有层（lamina propria）；5. 肌层（muscularis）；6. 外膜（adventitia）

膀胱上皮变薄，仅 3~4 层细胞，盖细胞也变扁。

2）固有层：位于上皮深部，由结缔组织构成，含较多弹性纤维。

（2）肌层：为平滑肌，可见肌纤维的不同切面。

（3）外膜：大部分为结缔组织组成的纤维膜，膀胱体腹膜腔部的外膜为浆膜，即在结缔组织外面被覆间皮。

（张 莉 包翠芬）

复习思考题

1. 描述皮质迷路高倍镜下的常见结构。

2. 描述肾锥体高倍镜下的常见结构。

3. 对比膀胱空虚和充盈时组织结构的变化，归纳排尿管道的结构特征。

数字课程学习……

 电子图片　　图片自测　　教学 PPT　　知识拓展

第十六章

男性生殖系统

关键词

生精小管（seminiferous tubule）　睾丸间质细胞（interstitial cell of testis）

输出小管（efferent duct）　附睾管（epididymal duct）　输精管（vas deferens）

前列腺腺泡（prostatic acinus）

男性生殖系统包括内生殖器和外生殖器。内生殖器由睾丸、生殖管道及附属腺组成，外生殖器包括阴茎与阴囊。睾丸是产生精子和分泌雄激素的器官。生殖管道由附睾、输精管、射精管和尿道组成，具有促进精子成熟，营养、储存和运输精子的作用。附属腺包括精囊、前列腺和尿道球腺，其分泌物参与精液的形成。

 导学微课（第十六章）

一、目的与要求

1. 观察睾丸，掌握生精小管（生精细胞：精原细胞、初级精母细胞、次级精母细胞、精子细胞和精子；支持细胞）和睾丸间质细胞的结构。

2. 观察附睾，掌握附睾管的结构，熟悉输出小管的结构。

3. 观察输精管，掌握输精管的管壁结构。

4. 观察前列腺，了解前列腺实质的结构。

二、切片观察

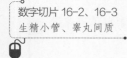

数字切片 16-1
睾丸

（一）睾丸与附睾（HE 染色）

观察要点：睾丸（生精小管、睾丸间质细胞），附睾（输出小管、附睾管）。

肉眼　切片分两部分：结缔组织被膜呈半环形的组织块为睾丸，有较完整结缔组织包绕的组织块为附睾。

1. 睾丸

（1）低倍镜（图 16-1）

1）被膜：表面覆盖单层扁平上皮，为鞘膜脏层；下方为由致密结缔组织构成的较厚的白膜，其内侧血管较多；有的切片可见白膜在睾丸后缘增厚形成的睾丸纵隔。睾丸纵隔发出睾丸小隔伸入实质，将其分成许多小叶。

2）实质：在睾丸小叶中，可见许多大小不等、形状不一的生精小管的切面；生精小管之间的结缔组织为睾丸间质。在睾丸纵隔中，可见许多由单层立方上皮围成的腔隙，即睾丸网。睾丸网形状不规则，互相吻合。在睾丸网与生精小管之间，可见一些由单层柱状上皮围成的短小管道，即直精小管。

数字切片 16-2、16-3
生精小管、睾丸间质

切片解读 16-1
睾丸与附睾

（2）高倍镜

1）生精小管：外有薄层基膜，基膜外侧有长梭形的肌样细胞，管壁由各级生精细胞和支持细胞构成（图 16-2）。

①精原细胞：紧贴基膜，体积较小，呈圆形或椭圆形；核呈圆形或卵圆形，染色较深。

②初级精母细胞：位于精原细胞上方近腔侧，细胞体积大而圆；核亦大而圆，因染色质粗面

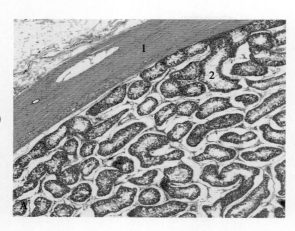

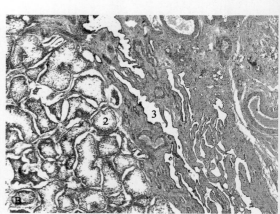

图 16-1　睾丸（testis）
（低倍镜）

1. 白膜（tunica albuginea）；2. 生精小管（seminiferous tubule）；3. 睾丸网（rete testis）

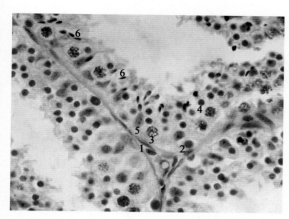

图 16-2 生精小管（seminiferous tubule）（高倍镜）
1. 肌样细胞（myoid cell）；2. 精原细胞（spermato-gonium）；3. 初级精母细胞（primary spermatocyte）；
4. 精子细胞（spermatid）；5. 支持细胞（Sertoli cell）；
6. 精子（spermatozoon）

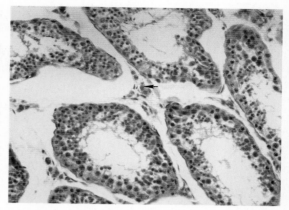

图 16-3 生精小管和睾丸间质 (seminiferous tubule and interstitial tissue of testis)（低倍镜）
← 睾丸间质细胞（interstitial cell of testis）

密集，呈绒球状。

③次级精母细胞：位于初级精母细胞的近腔侧，基本结构与初级精母细胞相似，但体积较小，因其存在时间短，切片上不易见到。

④精子细胞：位于精母细胞上方，靠近管腔面，体积更小，细胞质少；核呈圆形，染色质细密。在精子形成过程中，早期者核小而圆，染色较深；晚期者核变小、变长。

⑤精子：位于腔面，头部呈扁圆形，染色深，多插入支持细胞的细胞质内；尾部长，淡红色，朝向腔面，制片时常被切断。

⑥支持细胞：分布在各级生精细胞之间，呈长锥体形，底部附着在基膜上，顶端伸达腔面，其侧面和游离面均有生精细胞嵌入，故细胞轮廓不清。细胞核呈三角形或不规则形，染色浅，核仁清楚。

2）睾丸间质：疏松结缔组织，含有三五成群分布的睾丸间质细胞（图 16-3）。睾丸间质细胞呈圆形或椭圆形，体积较大；核大而圆，居中，染色浅；细胞质丰富，嗜酸性强。

2. 附睾

（1）低倍镜（图 16-4）：附睾的头部为睾丸输出小管，管腔较小且不规则；附睾的体部和尾部为附睾管，管腔较大而规则。

（2）高倍镜（图 16-5、图 16-6）

1）输出小管：上皮由高柱状纤毛细胞和低柱状细胞相间排列而成，故腔面高低不平。高柱状纤毛细胞细胞核为长形，细胞质深染，位于细胞近腔面；游离面有纤毛深入管腔。低柱状细胞细胞核靠近基部。上皮外有薄层平滑肌。

2）附睾管：表面为假复层纤毛柱状上皮，由主细胞和基细胞组成；管腔规则，腔内充满精子及其分泌物。主细胞呈高柱状，核呈椭圆

数字切片 16-4
附睾（低倍镜）

数字切片 16-5
输出小管
数字切片 16-6
附睾管

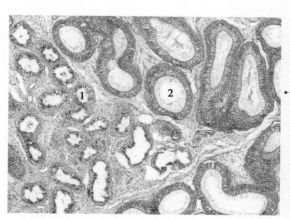

图 16-4 附睾（epididymis）（低倍镜）
1. 输出小管（efferent duct）；2. 附睾管（epididymal duct）

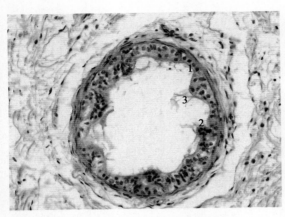
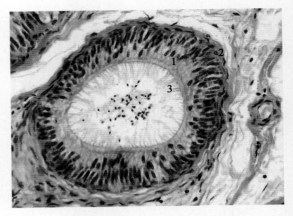

图 16-5　输出小管（efferent duct）（高倍镜）
1. 低柱状细胞（low columnar cell）；2. 高柱状纤毛细胞（high columnar ciliated cell）；3. 纤毛（cilium）

图 16-6　附睾管（epididymal duct）（高倍镜）
1. 主细胞（principal cell）；2. 基细胞（basal cell）；
3. 静纤毛（stereocilium）

形，色浅；游离面有静纤毛。基细胞矮小，呈锥形，位于上皮深层。上皮外有薄层平滑肌。

（二）输精管（HE 染色）

数字切片 16-7
输精管

切片解读 16-2
输精管

观察要点：输精管的基本结构。

1. **肉眼**　为一圆形、红染、腔小、壁厚的管道。

2. **低倍镜**（图 16-7）　管壁由内向外依次可分为黏膜、肌层和外膜。黏膜形成数条纵行皱襞，突向管腔；肌层厚，为平滑肌，分内纵、中环、外纵三层，但分层不明显，中环肌和外纵肌较厚；外膜为疏松结缔组织。

3. **高倍镜**　黏膜上皮为假复层柱状上皮，腔面不如附睾管平整，有的上皮细胞表面有静纤毛，有的则无。

（三）前列腺（HE 染色）

观察要点：前列腺腺泡。

1. **肉眼**　中央有管腔不规则的蓝紫色尿道切面；周围色浅、空泡状结构是前列腺腺泡，腺泡之间的红色网格样结构为前列腺间质。

2. **低倍镜**

（1）被膜及间质：腺体表面有结缔组织被膜，富含弹性纤维和平滑肌，并深入实质形成支架（间质）。

（2）腺实质：由大小不等的腺泡组成，腺上皮形成许多皱襞，腺腔不规则。腺腔内有分泌物，分泌物常浓缩、凝固，形成圆形的嗜酸性红染的板层小体，称前列腺凝固体，它可钙化成结石。

数字切片 16-8
前列腺

3. **高倍镜**（图 16-8）　腺泡上皮形态不一，有单层立方上皮、单层柱状上皮或假复层柱状上皮等类型。

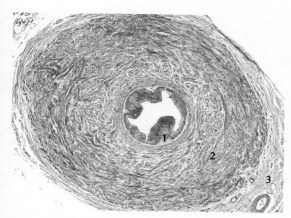

图 16-7　输精管（vas deferens）（低倍镜）
1. 黏膜（mucosa）；2. 肌层（muscularis）；3. 外膜（adventitia）

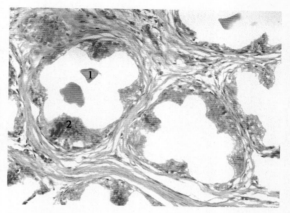

图 16-8　前列腺（prostate）（高倍镜）
1. 前列腺凝固体（prostatic concretion）；2. 腺泡上皮（acinar epithelium）

（罗　彬）

复习思考题

1. 描述睾丸的组织结构。
2. 描述附睾的组织结构。
3. 描述输精管的组织结构。

数字课程学习……

电子图片　图片自测　📶教学 PPT　👤☰知识拓展

第十七章

女性生殖系统

关键词

卵巢（ovary） 卵泡（ovarian follicle） 黄体（corpus luteum） 子宫（uterus）

输卵管（oviduct）

女性生殖系统由卵巢、输卵管、子宫、阴道和外生殖器组成。卵巢产生卵子，分泌性激素；输卵管输送生殖细胞，是受精部位；子宫是产生月经和孕育胎儿的器官。乳腺产生乳汁，哺育婴儿。

 导学微课（第十七章）

一、目的与要求

1. 观察卵巢的组织结构，掌握不同发育时期的卵泡形态特点。
2. 了解黄体组织结构的特点。
3. 通过观察不同时期子宫内膜的子宫壁切片，掌握子宫内膜周期性变化的形态、特点。

二、切片观察

（一）卵巢（HE 染色）

观察要点：各级卵泡、黄体、白体。

1. 肉眼　切片外周深色实质为皮质，中央浅色实质为髓质。

2. 低倍镜（图 17-1）　由外向内可见被膜和实质，实质又分为皮质和髓质。

（1）被膜：覆盖在实质表面，外表是单层扁平上皮，上皮深面的薄层致密结缔组织为白膜。

（2）皮质：是周围较宽阔的部分，由结缔组织和不同发育阶段的卵泡、黄体、闭锁卵泡组成。

（3）髓质：可见大量结缔组织、间质腺、大的血管。

3. 低、高倍镜（图 17-2、图 17-3）　详细观察不同发育阶段的卵泡、黄体、间质腺、闭锁卵泡。

（1）原始卵泡：位于皮质浅表白膜下，数量多，体积较小，由两部分组成：初级卵母细胞，位于卵泡中央，大而圆，核圆，染色质稀疏，染色浅，核仁大而明显。卵泡细胞为包围在初级卵母细胞之外的单层扁平细胞。

（2）初级卵泡：位于原始卵泡深层，卵泡体积增大，初级卵母细胞也增大，在卵泡细胞与初级卵母细胞之间出现一层折光性强、嗜酸性的透明带。卵泡细胞由扁平变成立方形，并逐渐呈复层排列。

（3）次级卵泡：卵泡继续生长，体积更大，初级卵母细胞甚大，表面透明带明显，靠透明带外的一层卵泡细胞为柱状，呈放射状排列，为放射冠。

卵泡细胞之间出现一些小空隙，融合为大的卵泡腔；初级卵母细胞及周围一些卵泡细胞

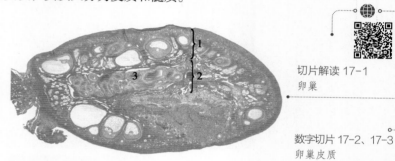

图 17-1　卵巢（ovary）
1. 皮质（cortex）; 2. 髓质（medulla）; 3. 血管（blood vessel）

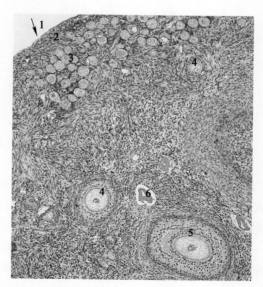

图 17-2　卵巢皮质（ovarian cortex）（低倍镜）
1. 表面上皮（superficial epithelium）; 2. 白膜（tunica albuginea）; 3. 原始卵泡（primordial follicle）; 4. 初级卵泡（primary follicle）; 5. 次级卵泡（secondary follicle）; 6. 闭锁卵泡（atretic follicle）

数字切片 17-1
卵巢

切片解读 17-1
卵巢

数字切片 17-2、17-3
卵巢皮质

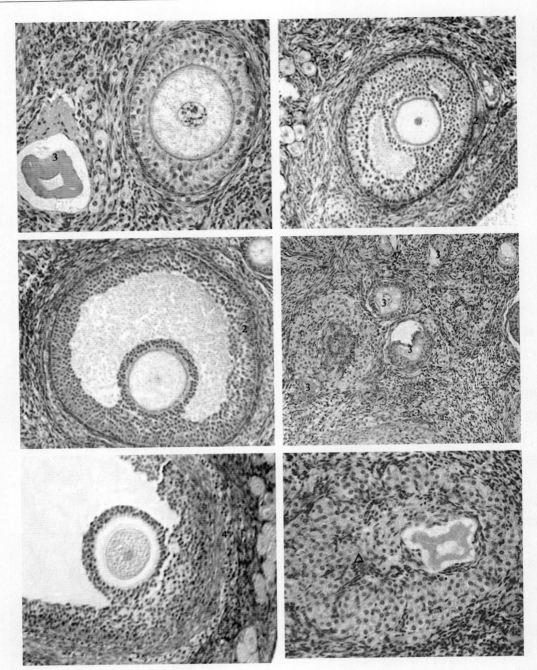

图 17-3 卵巢皮质（ovarian cortex）（高倍镜）
1. 初级卵泡（primary follicle）；2. 次级卵泡（secondary follicle）；3. 闭锁卵泡（atretic follicle）；4. 成熟卵泡（mature follicle）；△ 间质腺（interstitial gland）

形成向卵泡腔内的隆起——卵丘；其余的卵泡细胞密集排列成数层，构成卵泡壁——颗粒层。周围结缔组织形成的卵泡膜，分内、外层，内层细胞多呈卵圆形或梭形，核圆，富含毛细血管；外层纤维多，细胞少，呈梭形，与外周的结缔组织无明显界限。

（4）成熟卵泡：结构与晚期的次级卵泡基本相同，唯有体积增大，并向卵巢表面隆起，颗粒层变薄。成熟卵泡因存在时间短，切片上不易见到。

（5）闭锁卵泡：可出现在卵泡的不同发育时期，形态不一，但有共同特点。

卵母细胞：核固缩，染色质溶解，细胞质溶解，透明带塌陷，有的仅见到残留的透明带呈皱褶状。卵泡细胞：变性溶解。卵泡膜：内层细胞肥大，呈上皮样细胞，被结缔组织和毛细血管分隔，形成分散的细胞团和索——间质腺。

（6）黄体：体积较大的细胞团。颗粒黄体细胞数量多，体积大，染色较浅，呈多边形，位于黄体中央。膜黄体细胞数量少，体积小，染色较深，呈圆形或多边形，位于黄体周边。

（7）髓质：位于实质中央的窄小范围，为富含血管的疏松结缔组织。

（二）子宫（HE 染色）

数字切片 17-4
子宫内膜

观察要点：增生期和分泌期子宫内膜结构变化。

1. 肉眼　子宫切片染成紫蓝色为内膜，其余红色为肌层。

2. 低、高倍镜

切片解读 17-2
子宫内膜

（1）内膜

1）增生期子宫内膜（图 17-4A）：低倍镜下可见增生期子宫内膜较厚，上皮完整。高倍镜下内膜表面为单层柱状上皮，上皮向固有层凹陷，形成子宫腺，且出现一些弯曲，腺上皮内无明显的糖原聚集。

2）分泌期子宫内膜（图 17-4B）：子宫内膜更厚，子宫腺更弯曲，腺腔扩大，几乎所有的腺腔内均有淡红色分泌物。螺旋动脉更长、更弯曲。尤其在靠近基底层处可发现较多的螺旋动脉横切面，直径较小，壁厚，内有红细胞。结缔组织细胞增多，肥大，变圆。

3）月经期子宫（图 17-4C）：可见子宫内膜充血、缺血状态并存，上皮及部分腺体开始剥落；上皮细胞、基质细胞及子宫腺细胞有核固缩现象。

（2）肌层：厚，为平滑肌，肌束排列方向不一致，分层不清，肌束之间有大量的结缔组织和丰富的毛细血管。

（3）外膜：大部分为浆膜。

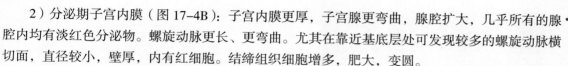
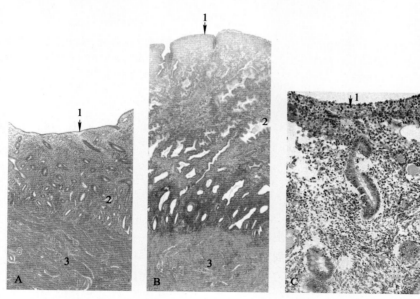

图 17-4　子宫内膜（endometrium）
A. 增生期　B. 分泌期　C. 月经期
1. 单层柱状上皮（simple columnar epithelium）；2. 子宫腺（uterine gland）；3. 子宫肌层（myometrium）

（三）输卵管（HE 染色）

观察要点：输卵管黏膜上皮。

数字切片 17-5、17-6
输卵管

切片解读 17-3
输卵管

1. 肉眼　呈圆形，腔面染色较深为黏膜，位于输卵管外的粉红色结构为输卵管系膜，可见两条较大的血管。

2. 低倍镜（图 17-5）　黏膜皱襞特别多，管腔几乎被分枝状的皱襞充满，管腔极不规则，肌层血管丰富。

3. 高倍镜（图 17-6）

（1）黏膜：上皮为单层柱状上皮，输卵管的单层柱状上皮由两种细胞组成，一种为纤毛细胞，顶部染色较浅，细胞游离面有纤毛；另一种是分泌细胞，位于纤毛细胞之间，着色较深，无纤毛，核呈长圆形，染色较深。固有层由细密的结缔组织构成，血管丰富。

（2）肌层：为平滑肌，分内环、外纵两层，外纵肌排列较分散，其周围充满大量的结缔组织和血管。

（3）外膜：为浆膜。

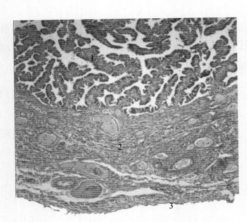

图 17-5　输卵管（oviduct）（低倍镜）
1. 皱襞（plica）；2. 肌层（muscularis）；
3. 浆膜（serous membrane）

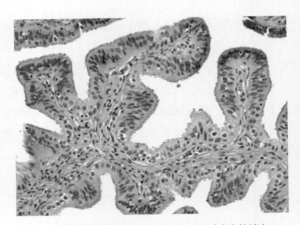

图 17-6　输卵管黏膜（oviduct mucosa）（高倍镜）
1. 单层柱状上皮（simple columnar epithelium）；
2. 固有层（lamina propria）

（任　翔　王妮娜）

复习思考题

1. 描述各级卵泡的发育与转归。

2. 卵巢有何内分泌功能？由何种细胞产生？

3. 试述子宫壁的组织结构和子宫内膜的周期性形态结构变化。

4. 试述输卵管的组织结构。

数字课程学习……

电子图片　图片自测　📺 教学 PPT　👤 知识拓展

第十八章

皮肤

关键词

表皮（epidermis） 真皮（dermis） 皮肤附属器（cutaneous appendages）
角质形成细胞（keratinocyte）

　　皮肤几乎覆盖全身，是人体最大的器官，它是保护体内组织和器官免受外界物质侵袭的第一道屏障，同样也很容易受外界物质的伤害而出现各种疾病，如日光性皮炎、瘢痕、癣、疱疹、黄褐斑、痤疮等，这些疾病是皮肤的哪些结构出了问题？人的皮肤有白、黄、红、棕、黑等颜色，是什么结构决定了皮肤的颜色？皮肤的附属器官有哪些？又有何作用？

 导学微课（第十八章）

一、目的与要求

1. 观察皮肤，掌握表皮和真皮的组织结构。了解非角质形成细胞。
2. 观察皮肤附属器，掌握毛、皮脂腺和汗腺的光镜结构。

二、切片观察

数字切片 18-1
人手指掌侧皮肤

切片解读 18-1
人手指掌侧皮肤

（一）人手指掌侧皮肤（HE 染色）

观察要点：表皮、真皮。

1. 肉眼　表面深红、下接紫蓝色的为表皮，中间粉红色、很厚的为真皮，深部为染色极浅的皮下组织（图 18-1）。

2. 低倍镜　分辨表皮、真皮和皮下组织。

（1）表皮：为角化的复层扁平上皮，表面深红色部分为角质层，下接紫蓝色部分为表皮其他各层（图 18-2）。

（2）真皮：位于表皮的下方，与表皮交界处凹凸不平，但分界清楚。分为两层：乳头层和网织层（图 18-2）。①乳头层：为紧邻表皮的薄层疏松结缔组织。此层结缔组织突向表皮底部，形成许多嵴状或乳头状隆起，称真皮乳头。乳头层含有丰富的毛细血管和游离神经末梢，在手指掌侧的真皮乳头内含有较多的触觉小体（图 18-3 至图 18-5）。②网织层：位于乳头层下方，较厚，是真皮的主要组成部分。网织层由致密结缔组织组成，粗大的胶原纤维束交织成网，并有许多弹性纤维，使皮肤具有较大的韧性和弹性。此层含有较多的血管、淋巴管和神经，深部常见环层小体和汗腺等皮肤附属器（图 18-3、图 18-4）。

（3）皮下组织（浅筋膜）：位于网织层的深面，与网织层无明显分界，由疏松结缔组织和脂

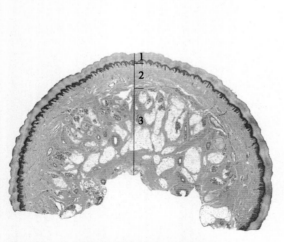

图 18-1　人手指掌侧皮肤（palmar skin of human finger）（低倍镜）
1. 表皮（epidermis）；2. 真皮（dermis）；3. 皮下组织（hypodermis）

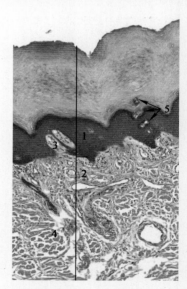

图 18-2　人手指掌侧皮肤（表皮和真皮）（palmar skin of human finger, epidermis and dermis）
1. 表皮（epidermis）；2. 真皮（dermis）；3. 真皮乳头（dermal papilla）；4. 网织层（reticular layer）；5. 汗腺导管（duct of sweat gland）

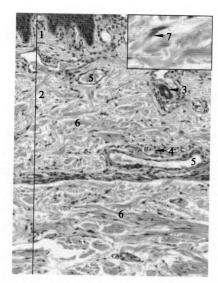

图 18-3 人手指掌侧皮肤（真皮）（palmar skin of human finger, dermis）
1. 乳头层（papillary layer）；2. 网织层（reticular layer）；3. 汗腺导管（duct of sweat gland）；4. 神经（nerve）；5. 血管（blood vessel）；6. 胶原纤维束（collagen fiber bundle）；7. 成纤维细胞核（nucleus of fibroblast）

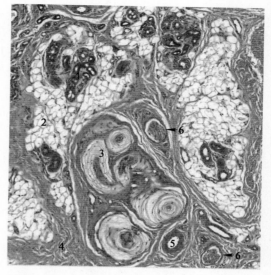

图 18-4 人手指掌侧皮肤（皮下组织）（palmar skin of human finger, hypodermis）
1. 汗腺（sweat gland）；2. 脂肪组织（adipose tissue）；3. 环层小体（lamellar corpuscle）；4. 胶原纤维束（collagen fiber bundle）；5. 血管（blood vessel）；6. 神经（nerve）

肪组织组成，也可见汗腺分泌部及导管、血管、神经和环层小体（图 18-4）。

3. 高倍镜 重点观察表皮的分层、汗腺和环层小体。

（1）表皮：由基底至表面分为 5 层（图 18-5）。

1）基底层：附着于基膜，由一层矮柱状或立方形的基底细胞组成，细胞核相对较大，深染，呈卵圆形，细胞质少，呈嗜碱性。此层中细胞质清亮、核椭圆深染的圆形细胞为黑素细胞。

2）棘层：位于基底层上方，一般由 4～10 层的棘细胞组成。棘细胞胞体较大，呈多边形，细胞核呈圆形，细胞质呈弱嗜碱性，此层中细胞质清亮、核椭圆深染的圆形细胞为朗格汉斯细胞。

3）颗粒层：位于棘层上方，由 3～5 层较扁的梭形细胞组成，细胞核和细胞器已退化，细胞质内充满着大小和形状不一的透明角质颗粒，呈强嗜碱性。

4）透明层：位于颗粒层上方，较薄，仅在厚表皮中可见。由数层无核、界限不清的扁平细胞组成。呈现为一层薄而均质的强嗜酸性带，折光度高。

5）角质层：较厚，是皮肤的最外层，由多层无核且已经完全角化的死细胞构成，细胞中含有大量的角蛋白，呈嗜酸性均质状。角质层中成串的圆形小腔隙为螺旋状走行的汗腺导管横截面（图 18-2）。

（2）汗腺：分泌部位于真皮深层和皮下组织，由单层锥形腺细胞组成，细胞核呈圆形，近基底部，细胞质着色浅，腺细胞外有一层明显的基膜。腺细胞与基膜之间有肌上皮细胞。导管较细较直，其与腺体连接处弯曲，之后直行穿过真皮，与表皮相连续且螺旋状穿过表皮，开口于皮肤表面，导管由两层小立方形细胞围成，细胞质呈嗜碱性染色（图 18-3、

数字切片 18-2
汗腺

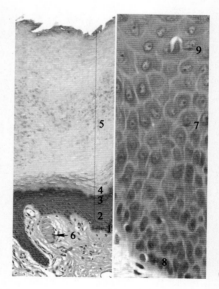

图 18-5 人手指掌侧皮肤（表皮）（palmar skin of human finger, epidermis）
1. 基底层（stratum basale）；2. 棘层（stratum spinosum）；3. 颗粒层（stratum granulosum）；4. 透明层（stratum lucidum）；5. 角质层（stratum corneum）；6. 触觉小体（tactile corpuscle）；7. 细胞间桥（intercellular bridge）；8. 黑素细胞（melanocyte）；9. 朗格汉斯细胞（Langerhans cell）

图18-6）。

（3）环层小体：位于网织层深部和皮下组织，呈卵圆形或圆形，中央有一条均质的圆柱体，周围有许多层呈同心圆排列的扁平细胞（图18-7）。

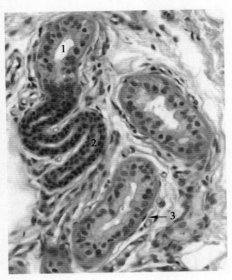

图18-6 汗腺（sweat gland）
1. 分泌部（secretory portion）；2. 导管（duct）；3. 肌上皮细胞（myoepithelial cell）

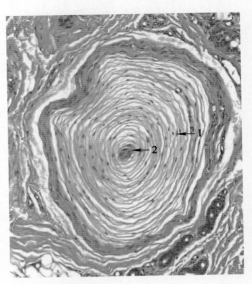

图18-7 环层小体（lamellar corpuscle）
1. 扁平细胞（pinacocyte）；2. 圆柱体（cylinder）

（二）头皮（HE染色）

观察要点：毛囊、皮脂腺、竖毛肌。

1. 肉眼 染色深的一侧为表皮，可见露在表皮外的毛干，在真皮和皮下组织中有一些斜行的紫蓝色结构，即毛囊。

2. 低、高倍镜（图18-8） 区分表皮、真皮和皮下组织。

数字切片18-3、18-4、18-5
头皮毛球、皮脂腺

切片解读18-2
头皮

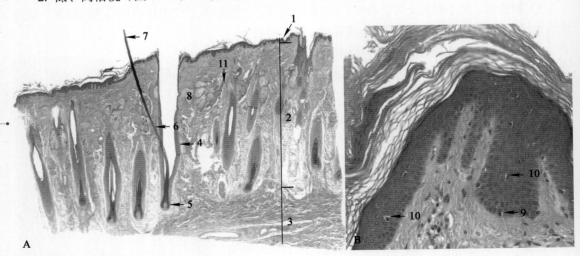

图18-8 头皮（scalp）
1. 表皮（epidermis）；2. 真皮（dermis）；3. 皮下组织（hypodermis）；4. 毛囊（hair follicle）；5. 毛球（hair bulb）；6. 毛根（hair root）；7. 毛干（hair shaft）；8. 皮脂腺（sebaceous gland）；9. 黑素细胞（melanocyte）；10. 朗格汉斯细胞（Langerhans cell）；11. 竖毛肌（arrector pilli）

　　表皮较薄，只能分辨基底层、棘层和角质层，基底细胞中可见较多黄褐色黑素颗粒，基底层可见大量黑素细胞，棘层可见较多朗格汉斯细胞。

　　（1）毛：①毛干：露在皮肤外部。②毛根：位于毛囊内，呈长带状，黄褐色。③毛囊（图18-9）：由内向外分为上皮根鞘和结缔组织鞘两层。内层为上皮根鞘，与表皮相连，结构类似表皮，又分内根鞘和外根鞘两层；外层为结缔组织鞘，由致密结缔组织构成，结缔组织鞘内侧有一层均质状膜，称为玻璃膜。④毛球：毛根与毛囊上皮根鞘的下端融合，膨大为毛球，毛球内的毛母质细胞界限不清，毛母质细胞和毛根上皮细胞中含大量黑素颗粒。毛球底部有少量结缔组织突入形成毛头，毛乳头是富含血管和神经的结缔组织。

　　（2）竖毛肌：位于毛根与表皮成钝角的一侧，为一束斜行平滑肌，有时可见其一端附着于毛囊，另一端终止于真皮浅层（图18-8、图18-10）。

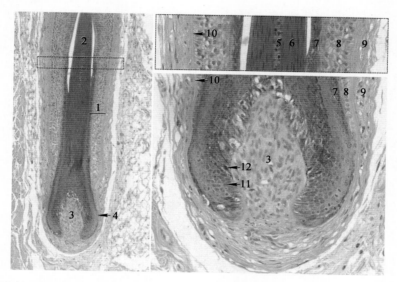

图 18-9　毛囊、毛球和毛乳头（hair follicle, hair bulb and hair papilla）
1. 毛囊（hair follicle）；2. 毛根（hair root）；3. 毛乳头（hair papilla）；4. 毛球（hair bulb）；5. 毛髓质（hair medulla）；6. 毛皮质（hair cortex）；7. 内根鞘（internal root sheath）；8. 外根鞘（external root sheath）；9. 结缔组织鞘（connective tissue sheath）；10. 玻璃膜（glassy membrane）；11. 毛母质细胞（hair matrix cell）；12. 黑素细胞（melanocyte）

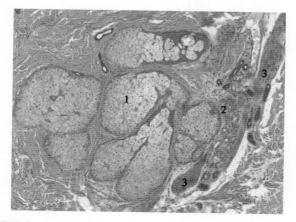

图 18-10　皮脂腺（sebaceous gland）
1. 皮脂腺（sebaceous gland）；2. 汗腺（sweat gland）；3. 竖毛肌（arrector pilli）

（3）皮脂腺：多位于毛囊和竖毛肌之间，为泡状腺，分泌部染色浅，由一个或几个囊状腺泡与一个短而粗的导管构成。导管极短，多开口于毛囊上部（图 18-10）。

（三）体皮（HE 染色）

1. 低倍镜（图 18-11A）　全面观察标本，分清表皮、真皮、皮下组织、皮脂腺和汗腺。

2. 高倍镜（图 18-11B、C）　镜下结构类似于头皮，但毛稀少、纤细，毛囊短，毛根与毛球含黑素颗粒少，呈淡棕黄色。

数字切片 18-6
体皮（薄皮）

切片解读 18-3
薄皮

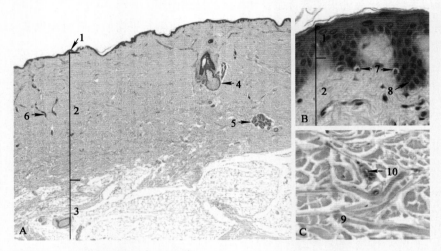

图 18-11　薄皮（thin skin）
A. 腹壁皮（abdominal skin）　B. 表皮（epidermis）　C. 真皮（dermis）
1. 表皮（epidermis）；2. 真皮（dermis）；3. 皮下组织（hypodermis）；4. 皮脂腺（sebaceous gland）；5. 汗腺（sweat gland）；6. 汗腺导管（duct of sweat gland）；7. 黑素细胞（melanocyte）；8. 基底细胞中的黑素颗粒（melanin granules in basal cells）；9. 胶原纤维束（collagen fiber bundle）；10. 毛细血管（capillary）

（张　敏　张　琳）

复习思考题

1. 人的皮肤有白、黄、红、棕、黑等颜色，是什么结构决定了皮肤的颜色？

2. 描述表皮和真皮的结构特点。皮肤损伤的深浅（损伤至表皮或者真皮）不同，其表现（出血、疼痛）是否相同？

3. 皮肤的附属结构有哪些？有何作用？

数字课程学习……

 电子图片　 图片自测　📺教学 PPT　📋知识拓展

第十九章

眼和耳

关键词

角膜（cornea） 虹膜（iris） 睫状体（ciliary body） 视网膜（retina） 黄斑（macula lutea） 视杆细胞（rod cell） 视锥细胞（cone cell） 螺旋器（spiral organ） 壶腹嵴（crista ampullaris） 位觉斑（macula acoustica）

眼和耳是最重要的感觉器官。眼是如何感知这个五彩缤纷的世界的？近视、远视、老视、散光、白内障、色盲等现象是眼的哪些结构出了问题？耳具有定位和听觉功能，就像一部雷达，捕捉声音信号并定位方向和距离。耳的哪些结构负责定位？哪些结构负责听觉？

 导学微课（第十九章）

一、目的与要求

1. 观察眼球，掌握眼球壁的基本结构。掌握角膜、虹膜、睫状体和视网膜的组织结构。
2. 观察眼睑，了解眼睑的组织结构。
3. 观察内耳，了解内耳迷路的组成，掌握螺旋器的基本结构。
4. 辨认电镜结构：膜盘、螺旋器。

二、切片观察

数字切片 19-1
眼球

切片解读 19-1
眼球

数字切片 19-2
角膜

切片解读 19-2
角膜

（一）眼球（HE 染色）

观察要点：角膜、虹膜、睫状体、视网膜。

1. 肉眼（图 19-1） 眼球最前方浅红色弧形条带为角膜；巩膜（粉红色条带，环绕眼球外周）与角膜相延续；角膜后方深红色的双凸椭圆形结构为晶状体；晶状体前方两侧的两片紫蓝色膜状结构为虹膜，其间为瞳孔；虹膜后外侧与睫状体延续，紫蓝色，呈三角形；其后方内侧深染者为视网膜；脉络膜位于巩膜和视网膜之间；晶状体与视网膜间空白区域为玻璃体；晶状体与角膜和虹膜间区域为前房；晶状体与虹膜和睫状体间区域为后房；有些切片可见视神经。

2. 低、高倍镜（图 19-2 至图 19-12） 纤维膜环绕眼球，包括角膜和巩膜，两者之间为角膜缘。血管膜包括虹膜（除虹膜上皮）、睫状体（除睫状体上皮）及脉络膜。视网膜包括视部（眼球后壁内侧，含视细胞）和盲部（睫状体上皮、虹膜上皮）。

（1）角膜（图 19-2）：由前至后依次分为 5 层。①角膜上皮：未角化复层扁平上皮，不含色

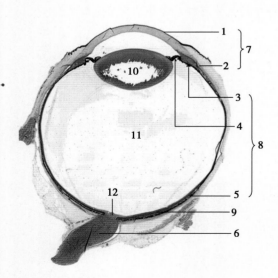

图 19-1 眼球（eyeball）（×8）
1. 角膜（cornea）；2. 巩膜（sclera）；3. 睫状体（ciliary body）；4. 虹膜（iris）；5. 脉络膜（choroid）；6. 视神经（optic nerve）；7. 纤维膜（fibrous tunic）；8. 血管膜（vascular tunic）；9. 视网膜（retina）；10. 晶状体（lens）；11. 玻璃体（vitreous body）；12. 视盘（optic disc）

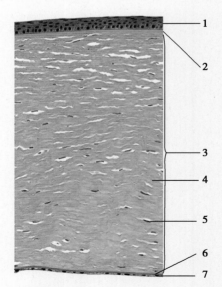

图 19-2 角膜（cornea）（×250）
1. 角膜上皮（corneal epithelium）；2. 前界层（anterior limiting lamina）；3. 角膜基质（corneal stroma）；4. 胶原原纤维（collagen fibril）；5. 成纤维细胞（fibroblast）；6. 后界层（posterior limiting lamina）；7. 角膜内皮（corneal endothelium）

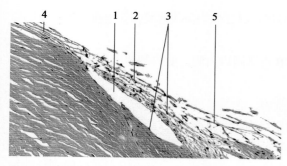

图 19-3　角膜缘（corneal limbus）（×200）
1. 巩膜静脉窦（scleral venous sinus）；2. 小梁网（trabecular meshwork）；3. 内皮细胞（endothelial cell）；4. 胶原原纤维（collagen fibril）；5. 平滑肌细胞（smooth muscle cell）

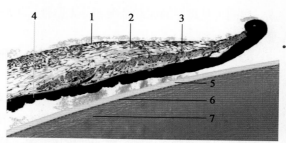

图 19-4　虹膜（iris）（×100）
1. 前缘层（anterior border layer）；2. 基质（stroma）；3. 瞳孔括约肌（sphincter pupillae）；4. 虹膜上皮（iris epithelium）；5. 晶状体囊（lens capsule）；6. 晶状体上皮（lens epithelium）；7. 晶状体纤维（lens fiber）

数字切片 19-3
角膜缘

切片解读 19-3
角膜缘

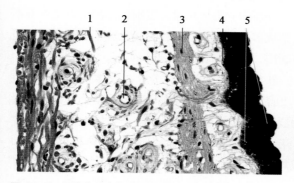

图 19-5　虹膜（iris）（×400）
1. 色素细胞（pigment cell）；2. 血管（blood vessel）；3. 瞳孔括约肌（sphincter pupillae）；4. 瞳孔开大肌（dilator pupillae）；5. 色素上皮细胞（pigment epithelial cell）

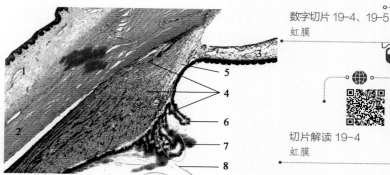

图 19-6　睫状体（ciliary body）（×100）
1. 睑结膜（palpebral conjunctiva）；2. 巩膜（sclera）；3. 虹膜（iris）；4. 睫状肌（ciliary muscle）；5. 睫状基质（ciliary stroma）；6. 睫状上皮（ciliary epithelium）；7. 睫状突（ciliary process）；8. 睫状小带（ciliary zonule）

数字切片 19-4、19-5
虹膜

切片解读 19-4
虹膜

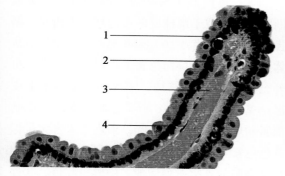

图 19-7　睫状突（ciliary process）（×400）
1. 非色素上皮细胞（nonpigmented epithelial cell）；2. 色素上皮细胞（pigment epithelial cell）；3. 血管（blood vessel）；4. 内皮细胞（endothelial cell）

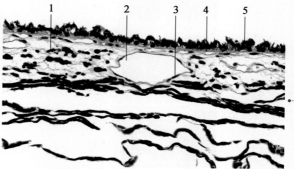

图 19-8　脉络膜（choroid）（×400）
1. 色素细胞（pigment cell）；2. 血管（blood vessel）；3. 内皮细胞（endothelial cell）；4. 玻璃膜（glassy membrane）；5. 视网膜色素上皮细胞（retina pigment epithelial cell）

切片解读 19-5
睫状体和睫状突

素，由 5~6 层细胞组成，表层细胞扁平，基部平坦，基底层细胞呈立方形或矮柱状，偶可见分裂象；②前界层：粉红色均质状薄膜；③角膜基质：最厚，由数百层与表面平行的胶原板层构成，层间可见扁平的成纤维细胞，无血管；④后界层：深红色均质状薄膜；⑤角膜内皮：单层扁平上皮。

（2）巩膜：厚，为规则致密结缔组织；巩膜在小梁网后内侧向前内侧伸出一短的嵴状突起，为巩膜距，其上附着睫状肌。

（3）角膜缘（图19-3）：上皮较厚（≥10层细胞，含黑素细胞），基底层细胞呈矮柱状，可见分裂象，为角膜缘干细胞；巩膜静脉窦位于角膜缘内侧，窦腔狭长，不规则，腔面衬以内皮；小梁网在巩膜静脉窦内侧，毗邻前房角，呈三角形网格状，呈弱嗜酸性，表面衬以内皮。

（4）虹膜：由前至后分为三层（图19-4、图19-5）。①前缘层：为一层不连续的成纤维细胞和色素细胞；②虹膜基质：厚，为富含血管和黑素细胞的疏松结缔组织，近瞳孔处的平滑肌束为瞳孔括约肌；③虹膜上皮：前层见粉红色丝线，为瞳孔开大肌，后层由两层黑素细胞组成。

（5）睫状体：由外至内分为三层（图19-6、图19-7）。①睫状肌：附着于巩膜距，含纵行、放射状和环行三种走向的平滑肌束，肌纤维间散在黑素细胞；②睫状体基质：为疏松结缔组织，内含丰富的血管和色素细胞；③睫状体上皮：外层为立方形色素上皮细胞，内层为立方形不含黑素颗粒的分泌细胞。基质连同上皮突入后房形成多条指状突起，称为睫状突，睫状突表面呈放射状伸出多条半透明的睫状小带，嵌于晶状体囊内，形成晶状体悬韧带。

（6）晶状体：由表及里分为三层（图19-1、图19-4）。①晶状体囊：晶状体最外层粉红色均质状薄膜，不含细胞，为晶状体上皮的基膜。②晶状体上皮：位于晶状体前和侧面的晶状体囊的下方，为单层立方上皮。③晶状体纤维：为晶状体实质主要成分，源自晶状体上皮，呈长柱状；新形成的晶状体纤维纵轴与表面平行，呈环层排列，构成晶状体皮质；晶状体核位于中央，此处的晶状体纤维排列致密，核多消失，融合成均质状。

数字切片 19-6
睫状体
数字切片 19-7
睫状突

数字切片 19-8
脉络膜

切片解读 19-6
脉络膜

数字切片 19-9
视网膜
数字切片 19-10
视细胞

切片解读 19-7
视网膜和视细胞

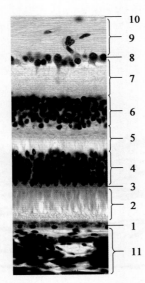

▶ 图 19-9　视网膜（retina）（×400）
1. 色素上皮层（pigment epithelium layer）；2. 视杆视锥层（layer of rods and cones）；3. 外界膜（outer limiting membrane）；4. 外核层（outer nuclear layer）；5. 外网层（outer plexiform layer）；6. 内核层（inner nuclear layer）；7. 内网层（inner plexiform layer）；8. 节细胞层（ganglion cell layer）；9. 视神经纤维层（layer of optic fibers）；10. 内界膜（inner limiting membrane）；11. 脉络膜（choroid）

（7）脉络膜（图19-8）：位于眼球后壁，为巩膜与视网膜之间的疏松结缔组织。成纤维细胞多，富含血管和黑素细胞。最内层紧贴视网膜，呈均质粉染粗线，称为玻璃膜，为色素上皮层的基膜。

（8）视网膜（图19-9、图19-10）：即视网膜视部，位于眼球壁的最内层，锯齿缘（锯齿缘处，视网膜由10层结构延续为2层的睫状体上皮，其中外层为色素上皮层）的后方，由外至内可见10层结构，依次为：①色素上皮层：单层低柱状或立方形色素上皮，上皮基部紧贴玻璃膜；细胞核圆，细胞质内含大量棕黄色色素颗粒。②视杆视锥层：由视杆细胞和视锥细胞的外突排列而成，染成粉红色。③外界膜：为一粉红色均质、细线状结构。④外核层：较厚，由5~6层视杆和视锥细胞的胞体组成，核小而圆，深染，密集排列，胞体轮廓不清。⑤外网层：较窄的粉红色区带，由视细胞的内突、双极细胞的树突和水平细胞的突起构成。⑥内核层：较外核层薄，双极细

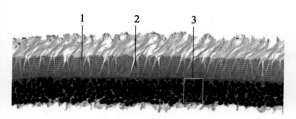

图 19-10　视细胞（visual cell）（×400）
1. 视杆细胞（rod cell）; 2. 视锥细胞（cone cell）;
3. 外核层（outer nuclear layer）

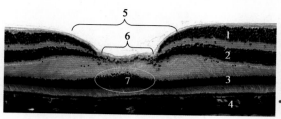

图 19-11　中央凹（central fovea）（×100）
1. 节细胞层（ganglion cell layer）; 2. 内核层（inner nuclear layer）; 3. 外核层（outer nuclear layer）; 4. 脉络膜（choroid）; 5. 黄斑（macula lutea）; 6. 中央凹（central fovea）; 7. 视锥细胞胞体（cone cell soma）

电镜照片 19-1
膜盘（TEM）

数字切片 19-11
黄斑（中央凹）
数字切片 19-12
视盘

胞、水平细胞、无长突细胞、网间细胞和放射状胶质细胞密集排列，多数细胞核圆，大小不一，细胞轮廓可模糊辨认，细胞质呈嗜碱性。⑦内网层：宽的浅粉红色区带，由双极细胞的轴突、节细胞的树突、无长突细胞和网间细胞的突起构成。⑧节细胞层：节细胞稀疏排列大致成单层，多数节细胞胞体大，轮廓模糊，核大而圆，染色浅，核仁明显，细胞质呈嗜碱性；少数节细胞胞体小，核染色深，细胞质呈嗜碱性，为侏儒节细胞。⑨神经纤维层：较宽嗜酸性区带，可见纵行排列的无髓神经纤维，由节细胞的轴突组成。⑩内界膜：视网膜最内侧的一条强嗜酸性均质、线样结构，为放射状胶质细胞的基膜。

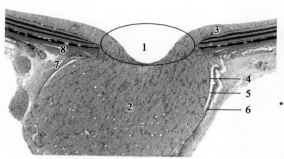

图 19-12　视神经乳头（optic papilla）（×25）
1. 视神经乳头（optic papilla）; 2. 视神经（optic nerve）; 3. 视神经纤维层（layer of optic fibers）; 4. 软脑膜（cerebral pia mater）; 5. 蛛网膜下隙（subarachnoid space）; 6. 蛛网膜（arachnoid）; 7. 硬脑膜（cerebral dura mater）; 8. 巩膜（sclera）

切片解读 19-8
黄斑（中央凹）

切片解读 19-9
视神经乳头

（9）部分切片可见视神经乳头（图 19-12）和（或）黄斑及其中央凹（图 19-11）：视盘处为一较大的凹陷，此处仅有视网膜的神经纤维层和内界膜，所有神经纤维在此汇集并离开眼球；神经纤维间可见血管；视神经向外依次为软脑膜、蛛网膜下隙、蛛网膜和硬脑膜，后者与巩膜外层相延续。黄斑位于视盘一侧，中央凹为黄斑中央的凹陷。该处视网膜变薄，尤其是节细胞层和内核层细胞，呈楔形"插入"中央凹，该处仅存 1~2 层细胞，而其正下方的外核层细胞层数反增多，呈嵴样向中央凹底部隆起。

（二）眼睑（HE 染色）

观察要点：睑板腺，睑结膜。

1. 肉眼　呈长三角形，稍弯曲，一侧深紫蓝色波浪状条带为皮肤，下方深染带状结构为眼轮匝肌，对侧平坦浅紫蓝色条带为睑结膜，两者延续部为睑缘，可见睫毛。

2. 低、高倍镜（图 19-13 至图 19-16）

（1）皮肤及皮下组织：薄皮，有毛皮（参见皮肤的结构，表皮基底层细胞质内含大量黑素颗粒，真皮及皮下组织内可见毛囊、毛发的断面及汗腺）。

（2）肌层：主要为成束的骨骼肌（眼轮匝肌）的横断面，亦可见少量睑肌（平滑肌）。

（3）睑板：增厚的致密结缔组织，其内有大量平行排列的睑板腺，开口于睑缘。

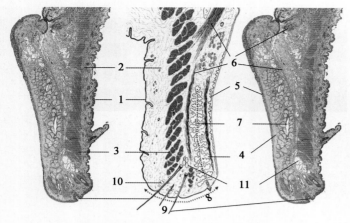

图 19-13 眼睑（eyelid）(×13)
1. 皮肤（skin）；2. 皮下组织（hypodermis）；3. 肌层（muscle layer）；4. 睑板（tarsal plate）；5. 睑结膜（palpebral conjunctiva）；6. 睑肌（palpebral muscle）；7. 睑板腺（tarsal gland）；8. 睑缘（lid margin）；9. 睫毛（eyelash）；10. 睑缘腺（Zeis gland）；11. 睫腺（ciliary gland）

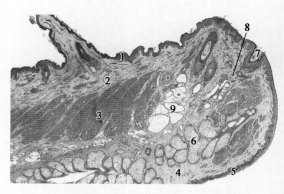

图 19-14 眼睑（eyelid）(×18)
1. 皮肤（skin）；2. 皮下组织（hypodermis）；3. 肌层（muscle layer）；4. 睑板（tarsal plate）；5. 睑结膜（palpebral conjunctiva）；6. 睑板腺（tarsal gland）；7. 睫毛（eyelash）；8. 睑缘腺（Zeis gland）；9. 睫腺（ciliary gland）

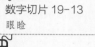

数字切片 19-13
眼睑

切片解读 19-10
眼睑

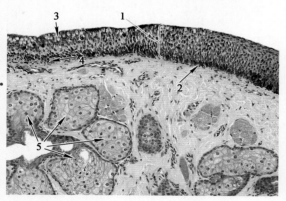

图 19-15 眼睑（eyelid）(×300)
1. 睑结膜（palpebral conjunctiva）；2. 色素细胞（pigment cell）；3. 杯状细胞（goblet cell）；4. 骨骼肌（skeletal muscle）；5. 睑板腺（tarsal gland）

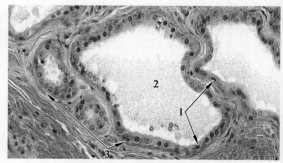

图 19-16 睫毛腺（ciliary gland）(×300)
1. 睫腺上皮细胞（epithelial cells of ciliary gland）；2. 睫腺分泌物（ciliary gland secretion）

（4）睑缘：可见数根睫毛，睫毛根部的皮脂腺为睑缘腺，又称 Zeis 腺，开口于睫毛毛囊；睫毛根部的汗腺为睫毛腺，又称 Moll 腺，腺腔大而规则，衬以单层立方上皮或单层扁平上皮，腺腔内可见淡粉红色分泌物。导管衬以复层立方上皮，开口于毛囊，为顶泌汗腺。

（5）睑结膜：复层柱状上皮，含杯状细胞，固有层为薄层结缔组织。

（三）内耳（HE 染色）

观察要点：壶腹嵴、位觉斑、螺旋器。

1. 肉眼　标本切面呈锥体形或不规则形，含排列成两排的多个空泡样结构，即耳蜗。两排耳蜗中央着色较深处为蜗轴，蜗轴两侧各有 3~4 个卵圆形断面，即骨蜗管的横切面，内含膜蜗管。耳蜗下方及周围浅蓝色结构为颞骨片段，其内可有半规管和（或）前庭的结构。

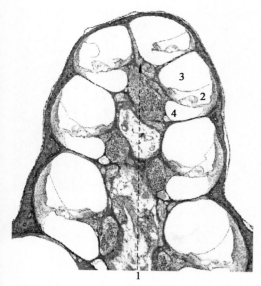

图 19-17　耳蜗（cochlea）(×20)
1. 蜗轴（modiolus）; 2. 膜蜗管（membranous cochlea）; 3. 前庭阶（scala vestibuli）; 4. 鼓室阶（scala tympani）

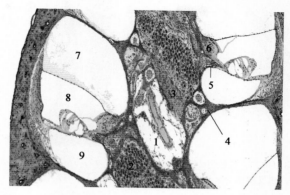

图 19-18　耳蜗（cochlea）(×80)
1. 骨髓腔（marrow cavity）; 2. 螺旋神经节（spiral ganglion）; 3. 耳蜗神经（cochlear nerve）; 4. 骨（bone）; 5. 骨螺旋板（osseous spiral lamina）; 6. 螺旋缘和盖膜（spiral limbus and tectorial membrane）; 7. 前庭阶（scala vestibuli）; 8. 膜蜗管（membranous cochlea）; 9. 鼓室阶（scala tympani）

2. 低倍镜（图 19-17 至图 19-21）

（1）耳蜗（图 19-17、图 19-18）：① 蜗轴：松质骨，腔内可见骨髓、血管和神经纤维束（蜗神经）；蜗轴的骨组织向外伸出的薄片为骨螺旋板，骨螺旋板根部成群的神经元胞体即螺旋神经节。② 蜗管：蜗轴周围的卵圆形腔隙即骨蜗管的横断面，中部呈三角形的结构为膜蜗管，其上方为前庭阶，下方为鼓室阶。

（2）半规管和壶腹嵴（图 19-19、图 19-20）：骨半规管横切面呈圆或卵圆形空腔，内衬骨膜；一侧附以圆形或椭圆形的膜半规管，管壁覆以单层扁平上皮；膜半规管和骨半规管间空隙散在分布少许细胞，细胞有突起连接成网（不连续）；半规管壶腹部管腔大，其内的膜半规管一侧向腔内凸出形成高嵴状隆起，即壶腹嵴；壶腹嵴顶部表面有均质嗜酸性冠状物，为壶腹帽；基部

数字切片 19-14
耳蜗

切片解读 19-11
耳蜗

数字切片 19-15、
19-16、19-19
壶腹嵴

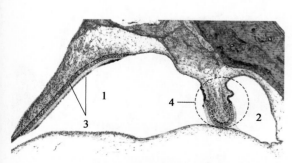

图 19-19　椭圆囊斑和壶腹嵴（macula utriculi and crista ampullaris）(×80)
1. 椭圆囊（utricle）; 2. 膜半规管（membranous semicircular canal）; 3. 椭圆囊斑（macula utriculi）; 4. 壶腹嵴（crista ampullaris）

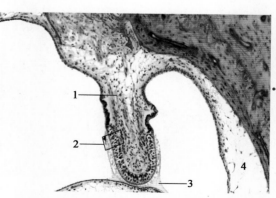

图 19-20　壶腹嵴（crista ampullaris）(×130)
1. 神经纤维（nerve fiber）; 2. 上皮（epithelium）; 3. 壶腹帽（cupula）; 4. 骨半规管（bony semicircular canal）

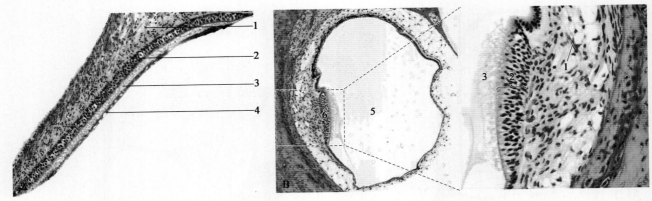

图 19-21 位觉斑（macula acoustica）
A. 椭圆囊斑（×120） B. 球囊斑（×86）
1. 神经纤维（nerve fiber）；2. 上皮（epithelium）；3. 耳石膜（otolithic membrane）；4. 耳石（otolith） 5. 球囊（saccule）；6. 球囊斑（macula sacculi）

上皮为单层柱状，染色较深，游离面无纤毛；中部以上上皮染色浅，呈高柱状，游离面可见细长的纤毛，纤毛根部呈嗜酸性粗线，为纤毛的基部；壶腹嵴两侧上皮为单层立方上皮。部分切片上可见上皮下方有色素细胞，而壶腹嵴对侧一半上皮由单层立方上皮移行为单层扁平上皮，无色素细胞；壶腹嵴内核为疏松结缔组织，可见神经纤维。

（3）球囊斑／椭圆囊斑（图 19-19、图 19-21）：管径较膜半规管大，管壁局部上皮和骨膜增厚形成球囊斑／椭圆囊斑；上皮为假复层纤毛柱状上皮。

3. 高倍镜（图 19-22 至图19-27）

（1）膜蜗管（图 19-22、图 19-23）：①前庭膜：膜两侧覆以单层扁平上皮，中间为薄层结缔组织；②血管纹：复层柱状上皮，内含丰富的毛细血管。③基底膜：呈粉红色粗线，连接骨螺旋板和螺旋韧带，内含听弦；基膜上方的上皮特化，形成螺旋器。④螺旋器：三角形间隙为内隧道，由其两侧的内柱细胞和外柱细胞顶部和基部相连围成。内、外柱细胞基部较宽，位于基底膜上，细胞质染色较深，核位于内隧道两侧底部。指细胞呈柱状，基部位于基膜上，顶部伸出指

数字切片 19-17、19-20
球囊斑／椭圆囊斑

电镜照片 19-2
螺旋器（SEM）

数字切片 19-18A&B
膜蜗管与螺旋器

切片解读 19-12
螺旋器

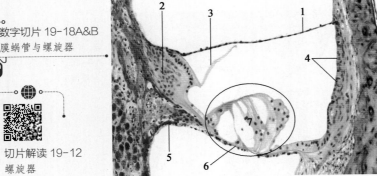

图 19-22 膜蜗管（membranous cochlear）（×200）
1. 前庭膜（vestibular membrane）；2. 螺旋缘（spiral limbus）；3. 盖膜（tectorial membrane）；4. 血管纹（stria vascularis）；5. 骨螺旋板（osseous spiral lamina）；6. 基底膜（basilar membrane）；7. 螺旋器（spiral organ）

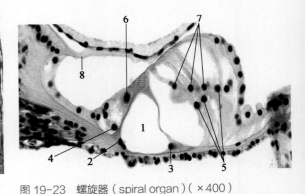

图 19-23 螺旋器（spiral organ）（×400）
1. 内隧道（inner tunnel）；2. 内柱细胞（inner pillar cell）；3. 外柱细胞（outer pillar cell）；4. 内指细胞（inner phalangeal cell）；5. 外指细胞（outer phalangeal cell）；6. 内毛细胞（inner hair cell）；7. 外毛细胞（outer hair cell）；8. 盖膜（tectorial membrane）

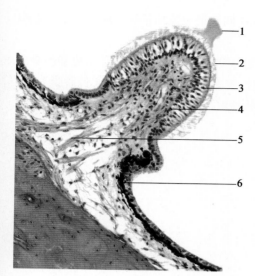

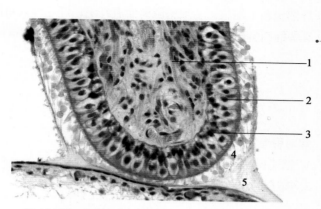

切片解读 19-13
壶腹嵴

图 19-24　壶腹嵴（crista ampullaris）（×200）
1. 壶腹帽（cupula）；2. 分泌物（secretion）；
3. 毛细胞（hair cell）；4. 支持细胞（support-
ing cell）；5. 神经纤维（nerve fiber）；6. 色素
细胞（pigment cell）

图 19-25　壶腹嵴（crista ampullaris）（×400）
1. 神经纤维（nerve fiber）；2. 毛细胞（hair cell）；3. 支
持细胞（supporting cell）；4. 分泌物（secretion）；
5. 壶腹帽（cupula）

状突起，核圆居中，细胞界限不清。内指细胞排成一行，位于内柱细胞的内侧；3～4 排外指细
胞位于外柱细胞的外侧。毛细胞呈烧瓶状，核圆居中，细胞质呈嗜酸性，有的细胞可辨认出静纤
毛。每个指细胞上方都有一个毛细胞，故有一排内毛细胞，3～4 排外毛细胞。⑤盖膜：螺旋器上
方的嗜酸性均质膜样结构，毛细胞的纤毛插入盖膜。图像上常由于制片原因使盖膜与螺旋器分离，
且呈弯曲状。

（2）骨半规管和壶腹嵴（图 19-24、图 19-25）：骨半规管腔内的细胞为成纤维细胞。壶腹
嵴黏膜上皮由支持细胞和毛细胞构成。支持细胞呈高柱状，位于基膜上，核卵圆形，核仁明显，

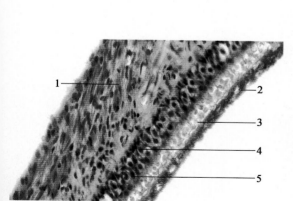

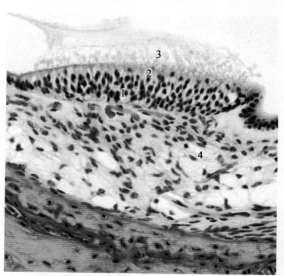

图 19-26　椭圆囊斑（macula utriculi）（×400）
1. 神经纤维（nerve fiber）；2. 耳石（otolith）；3. 耳
石膜（otolithic membrane）；4. 支持细胞（supporting
cell）；5. 毛细胞（hair cell）

图 19-27　球囊斑（macula sacculi）（×400）
1. 支持细胞（supporting cell）；2. 毛细胞（hair cell）；
3. 耳石膜（otolithic membrane）；4. 神经纤维（nerve
fiber）

位于细胞基部。毛细胞呈烧瓶状，核卵圆形，位于细胞中间，细胞顶端长纤毛伸入圆顶状壶腹帽内。

（3）球囊斑 / 椭圆囊斑（图 19-26、图 19-27）：上皮为假复层纤毛柱状上皮，上皮细胞有支持细胞和毛细胞，毛细胞游离面有纤毛；纤毛埋入嗜酸性胶冻样物质，即耳石膜（位砂膜）。在有些椭圆囊斑的标本，耳石膜上方可见一层红染的颗粒状物质，即耳石。

（黄　河　董为人）

复习思考题

1. 描述视网膜的组织结构。
2. 描述耳蜗的组织结构。

数字课程学习……

 电子图片　　 图片自测　　📺 教学 PPT　　👤☰ 知识拓展

第二十章

人体胚胎学总论

关键词

受精卵（fertilized ovum） 卵裂球（blastomere） 胚泡（blastocyst） 植入（implantation） 胚盘（germ disc） 胎膜（fetal membrane） 胎盘（placenta）

　　人体胚胎学总论主要介绍胚胎发生和早期发育的过程，包括受精卵形成和卵裂，胚泡形成继而植入子宫内膜发育为胚盘及相应附属结构，胎膜、胎盘及胚盘各胚层的分化。

 导学微课（第二十章）

一、实验重点

人模型辨认：

1. 受精卵、卵裂球、桑葚胚。

2. 胚泡　内细胞群、滋养层、胚泡腔。

3. 植入　二胚层胚盘、上胚层、下胚层、细胞滋养层、合体滋养层、羊膜、卵黄囊、胚外中胚层、体蒂、胚外体腔。

4. 三胚层胚盘　外胚层、中胚层、内胚层，神经板、神经管、脊索、轴旁中胚层、间介中胚层、侧中胚层、生心区、口咽膜、泄殖腔膜，原始消化管。

5. 胎膜、胎盘　绒毛膜、羊膜、卵黄囊、尿囊、脐带、丛密绒毛膜、底蜕膜和包蜕膜。

二、模型观察

数字图片 20-1
受精卵

1. 受精卵　模型中大的细胞为受精卵，3 个小的细胞为极体（图 20-1）。

数字图片 20-2
卵裂

2. 卵裂　细胞数目增加，卵裂球总体积不变（图 20-2）。

（1）图 20-2A：受精卵卵裂为两个卵裂球，此时称 2 细胞期。

（2）图 20-2B：各卵裂球分裂速度不同，形成 3 个卵裂球。

数字图片 20-3
胚泡

（3）图 20-2C：第 3 天，卵裂球增至 12～16 个，即桑葚胚。

3. 胚泡　卵裂继续，卵裂球数目增加到 100 多个时，分化成胚泡（图 20-3），胚泡由滋养层和内细胞群构成，与内细胞群相贴的滋养层为极端滋养层。

图 20-1　受精卵
1. 受精卵（fertilized ovum）；
2. 极体（polar body）

模型讲解 20-1
卵裂及胚泡的结构

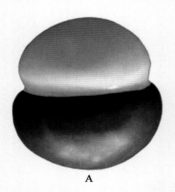
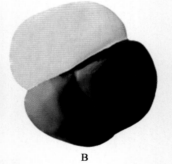
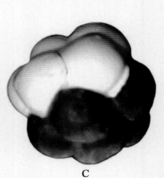

图 20-2　卵裂（cleavage）
A. 2 细胞期（two-cell stage）　B. 3 细胞期（three-cell stage）　C. 桑葚胚（morula）

数字图片 20-4
植入

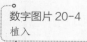

4. 植入　胚泡逐渐埋入子宫内膜，同时内细胞群分化为胚盘及羊膜和卵黄囊；滋养层分化为细胞滋养层和合体滋养层（图 20-4）。

（1）图 20-4A：受精后第 6～7 天，极端滋养层侵蚀子宫内膜，胚泡开始植入。

（2）图 20-4B：第 8 天，滋养层细胞迅速增殖为两层：内层的细胞滋养层和外层的合体滋养层，合体滋养层的细胞相互融合，细胞界限消失。

（3）图 20-4C：第 9 天，胚泡完全进入子宫内膜，子宫内膜上皮增生，修复缺口。

（4）图 20-4D：第 12 天，胚泡植入完成。

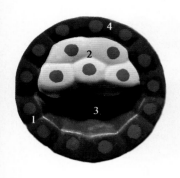

图 20-3　胚泡（blastocyst）
1. 滋养层（trophoblast）；2. 内细胞群（inner cell mass）；3. 胚泡腔（blastocyst cavity）；4. 极端滋养层（polar trophoblast）

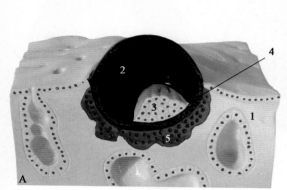
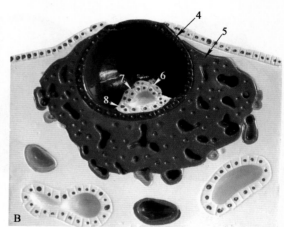
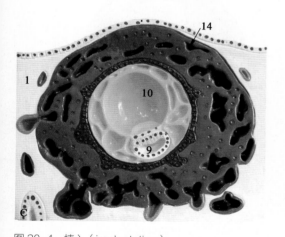
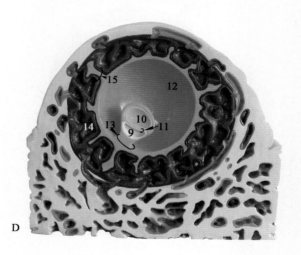

图 20-4　植入（implantation）
1. 蜕膜（decidua）；2. 胚泡腔（blastocyst cavity）；3. 内细胞群（inner cell mass）；4. 细胞滋养层（cyto-trophoblast）；5. 合体滋养层（syncytiotrophoblast）；6. 下胚层（hypoblast）；7. 上胚层（epiblast）；8. 羊膜（amniotic membrane）；9. 羊膜腔（amniotic cavity）；10. 卵黄囊（yolk sac）；11. 胚盘（germ disc）；12. 胚外体腔（extraembryonic coelom）；13. 体蒂（body stalk）；14. 滋养层陷窝（trophoblastic lacuna）；15. 绒毛干（stem villus）

数字图片 20-5
二胚层胚盘形成

5. 二胚层胚盘　第 2 周，内细胞群发育为二胚层胚盘及相关结构，可以结合植入模型观察（图 20-5）。

（1）图 20-5A：胚泡腔侧的内细胞群细胞分化为一层立方形细胞，即下胚层。

（2）图 20-5B：与下胚层背侧相贴的内细胞群细胞分化为一层柱状细胞，即上胚层；与子宫

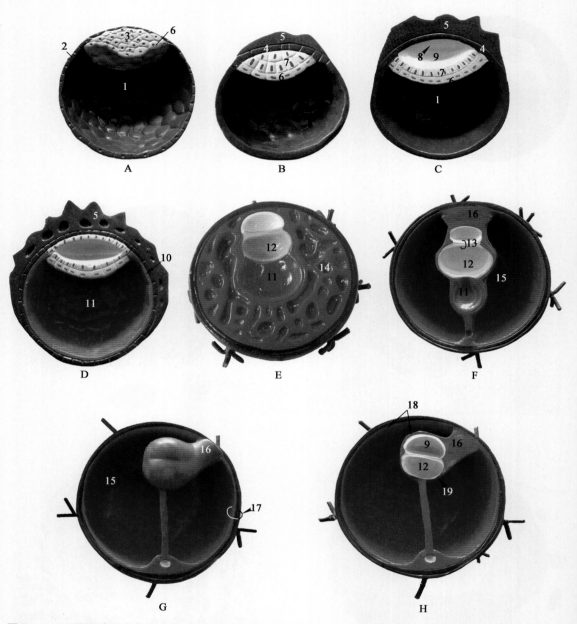

图 20-5　二胚层胚盘形成（formation of bilaminar germ disc）

1. 胚泡腔（blastocyst cavity）；2. 滋养层（trophoblast）；3. 内细胞群（inner cell mass）；4. 细胞滋养层（cytotrophoblast）；5. 合体滋养层（syncytiotrophoblast）；6. 下胚层（hypoblast）；7. 上胚层（epiblast）；8. 羊膜（amniotic membrane）；9. 羊膜腔（amniotic cavity）；10. 胚外体腔膜（exocoelomic membrane）；11. 初级卵黄囊（primary yolk sac）；12. 次级卵黄囊（secondary yolk sac）；13. 胚盘（germ disc）；14. 胚外中胚层（extraembryonic mesoderm）；15. 胚外体腔（extraembryonic coelom）；16. 体蒂（body stalk）；17. 绒毛膜（chorion）；18. 胚外体壁中胚层（extraembryonic somatopleuric mesoderm）；19. 胚外脏壁中胚层（extraembryonic splanchnopleuric mesoderm）

内膜相接触的滋养层细胞增殖并融合，形成合体滋养层。

（3）图 20-5C：随着胚泡的深入，合体滋养层扩展、增厚。羊膜上皮（白色）为与细胞滋养层内侧相贴的一层扁平细胞。羊膜腔出现。

（4）图 20-5D：羊膜腔扩大；细胞滋养层内侧紫红色部分为胚外体腔膜，占据胚泡腔，与下胚层连接形成初级卵黄囊。

（5）图 20-5E：细胞滋养层与羊膜腔、卵黄囊之间出现排列松散的细胞，即胚外中胚层。合体滋养层与细胞滋养层形成初级绒毛。

（6）图 20-5F：下胚层细胞增殖延伸形成次级卵黄囊，初级卵黄囊退化。胚外中胚层细胞之间的间隙融合为胚外体腔。

（7）图 20-5G：剖开部分胚外体腔可见羊膜、卵黄囊和体蒂。胚外中胚层分为覆盖在细胞滋养层内侧和羊膜外表面的胚外体壁中胚层，以及覆盖在卵黄囊外表面的胚外脏壁中胚层。

（8）图 20-5H：在图 G 的基础上矢状剖开羊膜腔、卵黄囊见二胚层胚盘。

6. 三胚层胚盘　第 3 周初胚胎模型，去掉胚外体腔表面的绒毛膜（仅保留与体蒂相连部分的绒毛膜），剖开羊膜腔，暴露羊膜腔底壁的胚盘（图 20-6A），掀开上胚层，中、内胚层暴露（图 20-6B）。

数字图片 20-6
三胚层胚盘形成

模型讲解 20-2
三胚层胚盘形成

（1）图 20-6A：第 3 周初，胚盘由圆盘形变为鞋底形，头大，尾小。胚盘尾端借体蒂（紫红色）与绒毛膜相连。上胚层细胞在胚盘尾端形成原条，原条下陷形成原沟；原沟的头端为由原结下陷而成的原窝。

（2）图 20-6B：掀去上胚层，可见由上胚层原条的细胞增殖，向深部迁移形成的中胚层（红色）及内胚层（黄色）。胚盘头、尾各有一中胚层缺如处，即口咽膜和泄殖腔膜。原窝细胞增殖，向深部头端迁移形成脊索。

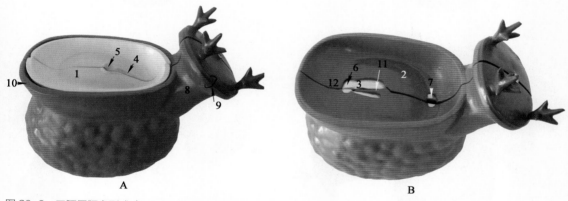

图 20-6　三胚层胚盘形成（formation of trilaminar germ disc）
1. 上胚层（epiblast）；2. 中胚层（mesoderm）；3. 内胚层（endoderm）；4. 原沟（primitive groove）；5. 原窝（primitive pit）；6. 口咽膜（oropharyngeal membrane）；7. 泄殖腔膜（cloacal membrane）；8. 体蒂（body stalk）；9. 绒毛膜（chorion）；10. 胚外中胚层（extraembryonic mesoderm）；11. 脊索（notochord）；12. 生心区（cardiogenic area）

7. 三胚层的演变（图 20-7）

（1）图 20-7A：第 3 周初，水平剖开羊膜腔见胚盘的外胚层。

（2）图 20-7B：第 3 周初，掀开外胚层见中胚层。

（3）图 20-7C：第 3 周末，胚盘开始卷折。

（4）图 20-7D：第 3 周末，矢状剖开外胚层左侧。

（5）图 20-7E：第 3 周末，在图 D 基础上剥去卵黄囊表面的胚外中胚层，矢状剖开体蒂。

（6）图 20-7F：第 4 周初，矢状面观察胚胎的外、中、内胚层。

外胚层：脊索背侧的外胚层增厚成神经板，两侧神经板隆起成神经褶，中央下陷为神经沟，

数字图片 20-7
三胚层分化

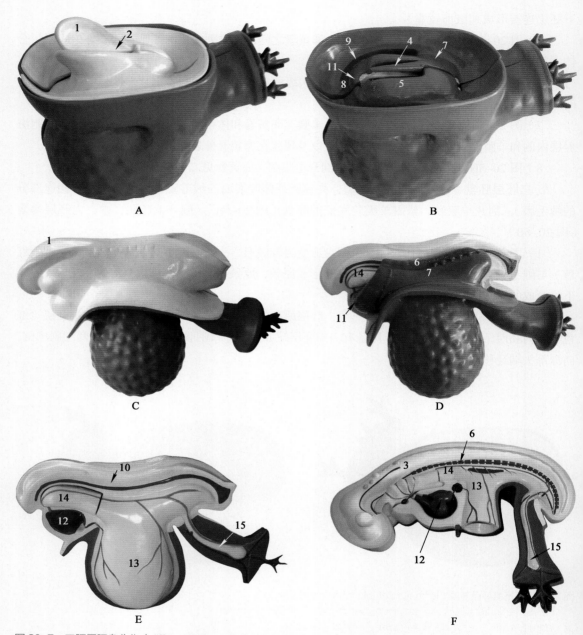

图20-7　三胚层胚盘分化（differentiation of trilaminar germ disc）

1. 神经褶（neural fold）；2. 神经沟（neural groove）；3. 神经管（neural tube）；4. 脊索（notochord）；5. 轴旁中胚层（paraxial mesoderm）；6. 体节（somite）；7. 间介中胚层（intermediate mesoderm）；8. 脏壁中胚层（splanchnic mesoderm）；9. 胚内体腔（intraembryonic coelom）；10. 间充质（mesenchyme）；11. 生心区（cardiogenic area）；12. 心（heart）；13. 卵黄囊（yolk sac）；14. 原始消化管（primitive digestive tube）；15. 尿囊（allantois）

神经沟渐深，两侧的神经褶靠近，融合成神经管，神经管的闭合由中央向头尾两端延伸（图20-7A、C、E）。

中胚层：中轴为脊索，脊索两侧的中胚层由近向远分化为轴旁中胚层、间介中胚层和侧中胚层（图20-7B）。轴旁中胚层演变成对节段性的为体节，体表即可见；间介中胚层为一狭长区域；侧中胚层内的胚内体腔将其分为两层，与外胚层相贴者为体壁中胚层，图20-7B为掀去体壁中胚层，暴露胚内体腔和与内胚层相贴的脏壁中胚层（图 20-7D 至 F）。口咽膜头端的中胚层为生心区，随着胚体生长，卷折至腹侧头端（图 20-7B至F）。

内胚层：卵黄囊顶壁的内胚层生长，卷折形成原始消化管，突入体蒂的盲囊为尿囊（图 20-7E、F）。

8. 胚体外形建立

（1）图 20-8：A，3 周初，胚泡整体的矢状断面，可见三胚层胚盘；B，4 周初，矢状剖开胚外体腔和羊膜腔，可见胚体。

数字图片 20-8
胚体卷折

（2）图 20-9：A，4 周初的胚体；B，5 周初的胚体。

2 周初的胚盘为圆盘状（图 20-5H）；3 周初为鞋底形（图 20-6A）；第 4 周初，由于体节和神经管生长迅速，扁平的胚盘中央部向羊膜腔内隆起，胚盘的边缘出现明显的卷折；第 4 周末胚盘变为圆柱状的胚体（图 20-8A、B）。

4 周胚体呈"C"字形，头端的左右两侧出现成对的鳃弓，头的腹侧可见额鼻突、口凹、心隆起明显（图 20-9A）。5 周初，胚体出现上、下肢芽（图 20-9B）。

数字图片 20-9
胚体外形建立

9. 胎膜

（1）图 20-10：A，第 3 周末，胚外体腔剖开模型；B，第 3 周末，胚体矢状断面。

（2）图 20-11：第 3 周初，A 去掉胚外体腔及表面绒毛膜；开卵黄囊。

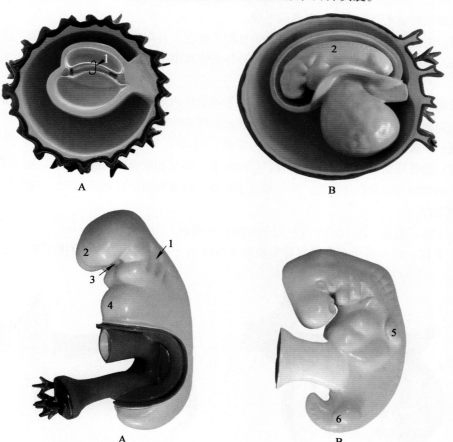

图 20-8　胚体卷折
A. 3周初胚　B. 4周初胚
1. 胚盘（germ disc）；
2. 胚体（embryo）

图 20-9　胚体外形建立（establishment of embryo）
A. 4周初胚　B. 5周初胚
1. 鳃弓（branchial arch）；2. 额鼻突（frontonasal prominence）；3. 口凹（stomodeum）；4. 心隆起（heart bulge）；5. 上肢芽（upper limb bud）；6. 下肢芽（lower limb bud）

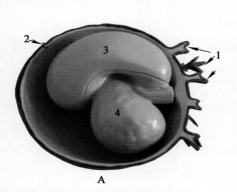
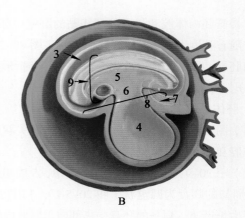

图 20-10　胎膜（fetal membrane）

1. 丛密绒毛膜（chorion frondosum）; 2. 平滑绒毛膜（chorion leave）; 3. 羊膜腔（amniotic cavity）; 4. 卵黄囊（yolk sac）; 5. 原始消化管（primitive digestive tube）; 6. 卵黄蒂（yolk stalk）; 7. 尿囊（allantois）; 8. 脐带（umbilical cord）; 9. 胚体（embryo）

数字图片 20-10
胎膜
数字图片 20-11
卵黄囊、尿囊和血岛

（3）图 20-12：妊娠子宫断面胎膜包括绒毛膜、羊膜、卵黄囊、尿囊和脐带。

绒毛膜：由胚外中胚层（紫红色）与滋养层（绿色）紧密相贴形成。胚胎早期，绒毛分布均匀。第 8 周后，底蜕膜侧的绒毛生长旺盛，即丛密绒毛膜，绒毛干分支，浸浴在绒毛间隙的母血中；包蜕膜侧的绒毛退化，成为平滑绒毛膜。

羊膜：由羊膜上皮（淡蓝色）和胚外中胚层（橘色）共同构成。胚胎在羊膜腔内发育。随着胚体生长，羊膜腔凸隆，并向腹侧卷折；胚外体腔逐渐消失，最终羊膜、绒毛膜、包蜕膜、壁蜕膜融合。

卵黄囊：连于胚体腹侧，其顶壁的内胚层卷至胚体内形成原始消化管，留在胚外的部分被卷入脐带成为卵黄蒂，于第 5 周闭锁。卵黄囊表面的胚外中胚层细胞形成血岛。

尿囊：卵黄囊尾侧突入体蒂内的盲管为尿囊。

脐带：随着胚胎生长，羊膜腔扩大，把卵黄囊、体蒂和尿囊推向胚体腹侧，包卷合并成索状的脐带。脐带的一端与胚体相连，另一端连于胎盘。脐带断面中可见脐动脉、脐静脉，它们的分支伸入绒毛内。

数字图片 20-12
子宫、胎膜和胎盘

10. 子宫、胎盘　图 20-12 为妊娠子宫的矢状断面。

（1）子宫：植入后子宫内膜发育为蜕膜（粉红色），依据其与胚的位置关系，分为底蜕膜、

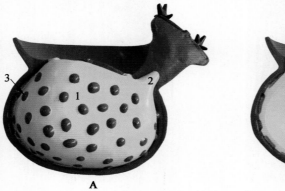
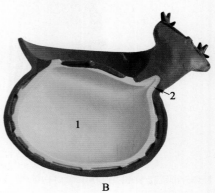

图 20-11　卵黄囊、尿囊和血岛（yolk sac, allantois and blood island）

1. 卵黄囊（yolk sac）; 2. 尿囊（allantois）; 3. 血岛（blood island）

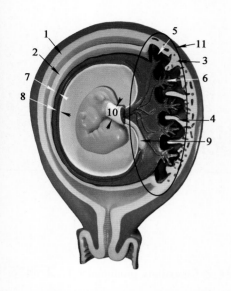

图 20-12　子宫、胎膜和胎盘（uterus，fetal membrane and placenta）
1. 壁蜕膜（decidua parietalis）；2. 包蜕膜（decidua capsularis）；3. 底蜕膜（decidua basalis）；4. 胎盘隔（placental septum）；5. 绒毛间隙（intervillous space）；6. 丛密绒毛膜（chorion frondosum）；7. 平滑绒毛膜（chorion leave）；8. 羊膜（amnion）；9. 卵黄管（yolk duct）；10. 脐带（umbilical cord）；11. 胎盘（placenta）

包蜕膜和壁蜕膜，包蜕膜与壁蜕膜之间为子宫腔；随着胚的长大，包蜕膜膨隆，与壁蜕膜之间的空间逐渐减小直至消失；底蜕膜增厚，形成底蜕膜板和胎盘隔，发育为胎盘的母体部。

（2）胎盘

1）胎儿部：由表面的羊膜和丛密绒毛膜构成。

2）母体部：为底蜕膜，底蜕膜中有大量子宫螺旋动脉、子宫静脉直接开口于绒毛间隙。绒毛间隙内充满母血，绒毛浸浴其中。

（丁艳芳）

复习思考题

1. 从受精卵到胚泡形成经历了哪些变化？
2. 试述胚盘的形成和演变。
3. 描述胎盘的结构。

数字课程学习……

 电子图片　 图片自测　📶 教学 PPT　👤☰ 知识拓展

第二十一章

颜面、颈与四肢的发生

关键词

额鼻突（frontonasal prominence）　上颌突（maxillary prominence）　下颌突（mandibular prominence）　口凹（stomodeum）　内侧鼻突（median nasal prominence）　外侧鼻突（lateral nasal prominence）

　　人胚胎自第 4 周开始，颜面、颈及四肢发生，至第 8 周末已初具人形，这段时间的胚胎易受遗传、环境等多种因素影响而发生唇裂、腭裂等畸形；第 9 周到出生甚至出生以后，颜面、颌骨等继续发育。本章主要通过模型和标本，重点展示颜面形成的过程，介绍相关畸形的成因。

导学微课（第二十一章）

一、实验重点

模型（标本）辨认：

1. 颜面形成的 5 个原基　一个额鼻突、一对上颌突（一对内侧鼻突、一对外侧鼻突）、一对下颌突，以及当中的口凹。

2. 颜面形成过程。

3. 颜面常见畸形　唇裂。

二、模型（标本）观察

1. 颜面形成的原基　第 4 周胚（图 21-1）：胚胎头端有一大的额鼻突，从侧面看，第一对鳃弓腹侧份又分为左、右上颌突和左、右下颌突。在上述五个隆起之间的凹陷为口凹，口凹底部的口咽膜已开始退化。

数字图片 21-1
颜面形成 I

额鼻突下缘外胚层组织先增厚为左、右鼻板，其中央部凹陷为鼻窝。鼻窝内侧为内侧鼻突（粉色），外侧为外侧鼻突（白色）。鼻窝下缘有一沟与口凹相通。

2. 颜面形成过程

数字图片 21-2
颜面形成 II

（1）第 5 周胚模型（图 21-2）：左、右下颌突在面部中线愈合形成下唇与下颌。左、右上颌突向中线生长，与外侧、内侧鼻突渐愈合。口咽膜已全部消失。

两侧有视泡膨出。第 2 对鳃弓向尾侧生长迅速，逐渐超过第 3、6 对鳃弓，将形成颈部。

（2）第 6 周胚模型（图 21-3）：上述隆起进一步向中线集中。

数字图片 21-3
颜面形成 III

（3）第 7 周胚模型（图 21-4）：下颌突已经愈合，形成下唇、下颌与颊的下部。上颌突与同侧的内侧鼻突和外侧鼻突愈合，形成上唇的外侧部、上颌及颊的上部。两内侧鼻突向中线靠近并向下延伸，外侧鼻突形成鼻外侧壁和鼻翼。额鼻突下部（由于深部间充质增生而隆起）形成鼻尖及鼻梁。

数字图片 21-4
颜面形成 IV

眼向中线移位。耳郭形成，位置较低。

左、右内侧鼻突下缘融合形成人中和上唇正中部。

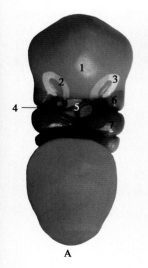

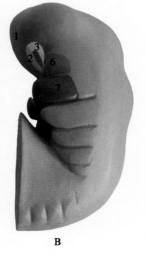

图 21-1　颜面形成 I（第 4 周胚）（formation of the face, 4-week embryo）
A. 腹面观　B. 侧面观
1. 额鼻突（frontonasal prominence）；2. 内侧鼻突（median nasal prominence）；3. 外侧鼻突（lateral nasal prominence）；4. 口凹（stomodeum）；5. 正在破裂的口咽膜（disintegrating oropharyngeal membrane）；6. 上颌突（maxillary prominence）；7. 下颌突（mandibular prominence）

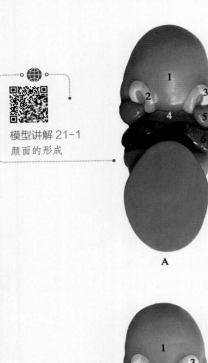
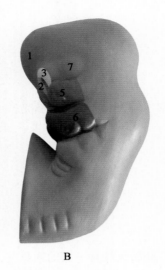

A   B

图 21-2　颜面形成 II（第 5 周胚）（formation of the face II, 5-week embryo）
A. 腹面观　B. 侧面观
1. 额鼻突（frontonasal prominence）；2. 内侧鼻突（median nasal prominence）；3. 外侧鼻突（lateral nasal prominence）；4. 口凹（stomodeum）；5. 上颌突（maxillary prominence）；6. 下颌突（mandibular prominence）；7. 眼（eye）

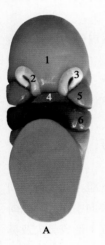
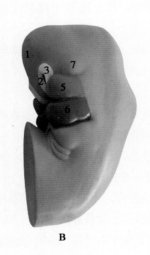

A   B

图 21-3　颜面形成 III（第 6 周胚）（formation of the face III, 6-week embryo）
A. 腹面观　B. 侧面观
1. 额鼻突（frontonasal prominence）；2. 内侧鼻突（median nasal prominence）；3. 外侧鼻突（lateral nasal prominence）；4. 口凹（stomodeum）；5. 上颌突（maxillary prominence）；6. 下颌突（mandibular prominence）；7. 眼（eye）

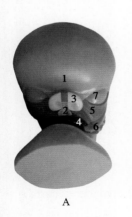
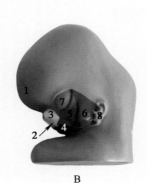

A   B

图 21-4　颜面形成 IV（第 7 周胚）（formation of the face IV, 7-week embryo）
A. 腹面观　B. 侧面观
1. 额鼻突（frontonasal prominence）；2. 内侧鼻突（median nasal prominence）；3. 外侧鼻突（lateral nasal prominence）；4. 口凹（stomodeum）；5. 上颌突（maxillary prominence）；6. 下颌突（mandibular prominence）；7. 眼（eye）；8. 耳（ear）

　　（4）第 8 周胚模型（图 21-5）：颜面已初具人形。前额、鼻梁、鼻尖来自额鼻突，上唇正中及人中来自内侧鼻突下缘，鼻外侧壁和鼻翼来自外侧鼻突，上唇外侧、上颌及颊上部来自上颌突，下唇、下颌及颊下部来自下颌突。口裂变小。眼、耳移至成体位置。

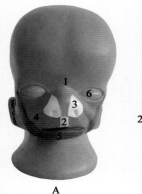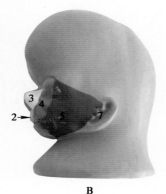

图21-5 颜面形成 V（第8周胚）（formation of the face V, 8-week embryo）
A. 腹面观 B. 侧面观
1. 额鼻突（frontonasal prominence）；2. 内侧鼻突（median nasal prominence）；3. 外侧鼻突（lateral nasal prominence）；4. 上颌突（maxillary prominence）；5. 下颌突（mandibular prominence）；6. 眼（eye）；7. 耳（ear）

3. 颜面常见畸形

（1）单侧唇裂（图21-6）：由一侧上颌突未与同侧的内侧鼻突愈合所致。

（2）双侧唇裂（图21-7）：由双侧上颌突均未与同侧的内侧鼻突愈合所致。

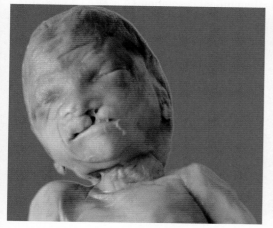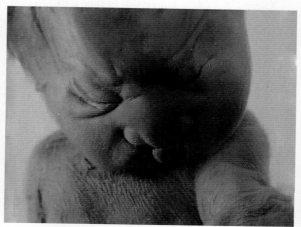

图21-6 单侧唇裂（unilateral cleft lip）

图21-7 双侧唇裂（bilateral cleft lip）

（刘慧雯 马海英）

复习思考题

1. 描述颜面形成的过程。

2. 解释唇裂和腭裂形成的原因。

数字课程学习……

 电子图片 图片自测 📺 教学 PPT 👤 知识拓展

第二十二章
消化系统和呼吸系统的发生

关键词

原始消化管（primitive digestive tube） 咽囊（pharyngeal pouch） 中肠袢（midgut loop） 生理性脐疝（physiological umbilical herniation） 泄殖腔（cloaca） 肝憩室（hepatic diverticulum） 喉气管憩室（laryngotracheal diverticulum）

　　人胚第3~4周，由于发生头褶、尾褶和侧褶，卵黄囊顶部的内胚层被卷入胚体，形成原始消化管。消化系统和呼吸系统中众多器官的黏膜上皮、腺上皮和肺泡上皮等均由原始消化管的内胚层分化而来。这些器官在发生和演变过程中，受致病因素影响容易发生发育异常，形成先天畸形。

 导学微课（第二十二章）

一、实验重点

模型辨认：

1. 原始消化管。

2. 原始咽，咽囊，喉气管憩室，中肠祥，泄殖腔，盲肠突，肝憩室，肝原基，胆原基，腹胰，背胰。

二、模型观察

消化系统和呼吸系统来自相同的胚层。

4 周时，随着胚盘向腹侧卷折成圆柱形胚体，内胚层卷至胚体内形成原始消化管，从头至尾分为前肠、中肠及后肠，是消化系统与呼吸系统上皮的原基，各段分化形成的器官如下。

前肠：咽、喉、气管、支气管、肺，胸腺、甲状腺、甲状旁腺，食管、胃、十二指肠的近侧部、肝、胆和胰。

中肠：十二指肠的远侧部、空肠、回肠、横结肠右 2/3。

后肠：横结肠左 1/3、降结肠、乙状结肠、直肠、肛管的上段，膀胱及大部分尿道的上皮。

三、消化系统的发生

1. 原始消化管的形成　模型显示卵黄囊顶壁的内胚层卷折形成原始消化管的过程，主要显示 3 周时胚盘的发育（图 22-1）。

数字图片 22-1 原始消化管形成

（1）外胚层（白色）形成的神经管正在愈合过程中；中胚层（红色）发育形成体节（来自轴旁中胚层）、间介中胚层、侧中胚层，在胚体头端腹侧为生心区；内胚层（黄色）位于胚体中轴；间充质（粉色）填充于三个胚层间。

（2）移去胚体一侧的中胚层和卵黄囊、体蒂的胚外中胚层（紫红色），主要显示卵黄囊（黄色）的结构。卵黄囊顶壁的内胚层卷入胚体形成一纵向管道，称为原始消化管，从头至尾分为

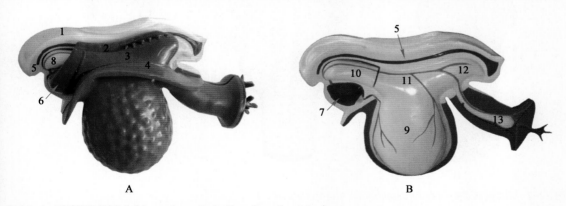

图 22-1　原始消化管形成（formation of primitive digestive tube）

1. 外胚层（ectoderm）；2. 体节（somite）；3. 间介中胚层（intermediate mesoderm）；4. 侧中胚层（lateral mesoderm）；5. 间充质（mesenchyme）；6. 生心区（cardiogenic area）；7. 围心腔（pericardial coelom）；8. 内胚层（endoderm）；9. 卵黄囊（yolk sac）；10. 前肠（foregut）；11. 中肠（midgut）；12. 后肠（hindgut）；13. 尿囊（allantois）

前肠、中肠和后肠。后肠尾端的内胚层突入体蒂内形成尿囊。移去生心区形成的原始心，暴露心包腔。

数字图片 22-2
咽囊及其演变

模型讲解 22-1
咽囊及其演变

2. 咽囊的演变和咽的发生　前肠头端膨大的部分为原始咽。采用4周和5周原始咽模型，显示咽囊演变的主要结构（图 22-2）。

（1）图 22-2A：4周末胚体模型侧面。胚体已卷折成圆柱状胚体，出现上、下肢芽，尾明显。在背侧透过体表外胚层可见成对的体节。头部由于脑泡的迅速发育和腹侧间充质的局部增

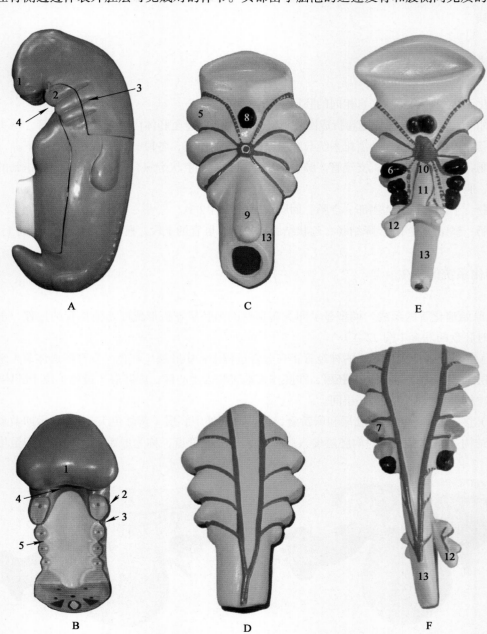

图 22-2　咽囊及其演变（pharyngeal pouch and its evolution）

1. 额鼻突（frontonasal prominence）; 2. 鳃弓（branchial arch）; 3. 鳃沟（branchial cleft）; 4. 口凹（stomodeum）; 5. 咽囊（pharyngeal pouch）; 6. 第3对咽囊腹侧（the ventral wing of 3rd pharyngeal pouch）; 7. 第3对咽囊背侧（the dorsal wing of 3rd pharyngeal pouch）; 8. 甲状舌管（thyroglossal duct）; 9. 喉气管憩室（laryngotracheal diverticulum）; 10. 喉（larynx）; 11. 气管（trachea）; 12. 肺芽（lung bud）; 13. 食管（esophagus）

生，形成额鼻突；两侧的间充质增生，形成鳃弓，鳃弓之间为鳃沟。

（2）图22-2B：模型A的头端腹面可见膨大隆起的额鼻突（蓝色）及其深面的口凹（将发育为原始口腔）。前肠头端的膨大部为原始咽，咽的侧壁膨出5对咽囊（黄色）。该模型中第5对咽囊尚不明显。咽囊与鳃沟对应。

（3）图22-2C：取出4周胚原始咽，见其呈左右宽、背腹扁、头宽尾细的漏斗状；头端借口咽膜与原始口腔相接，此时，口咽膜已经破裂；尾端与食管连通。原始咽的侧壁膨出，形成5对咽囊（第5对不明显）。原始咽腹壁正中线处（相当于第1对咽囊平面），内胚层细胞增生形成甲状舌管（绿色），为甲状腺原基。原始咽尾端腹侧壁正中膨出为喉气管憩室。

（4）图22-2D：模型C背面观。

（5）图22-2E、F：5周胚原始咽模型腹侧及背侧。第3对和第4对咽囊已经分化出腹侧（咖啡色）和背侧（蓝色），第5对咽囊明显（绿色）。甲状舌管末段向两侧膨出。喉气管憩室分化为喉、气管和肺。

5对咽囊分化形成的结构如下：

第1对咽囊：外侧份膨大形成中耳鼓室，内侧份伸长演化为咽鼓管。

第2对咽囊：外侧份退化，内侧份分化为腭扁桃体的表面上皮。

第3对咽囊：腹侧份上皮细胞增生形成胸腺原基。左、右胸腺原基向尾侧正中迁移，与咽囊壁脱离，最后合并形成胸腺。内胚层细胞分化为胸腺的上皮性网状细胞；背侧份上皮细胞增生，并与咽囊壁脱离、下移至甲状腺的背侧，分化形成下甲状旁腺。

第4对咽囊：腹侧份退化；背侧份上皮细胞增生，与咽囊壁脱离迁移到甲状腺背侧，形成上甲状旁腺。

第5对咽囊：形成后鳃体。后鳃体的部分细胞迁入甲状腺原基，分化为甲状腺内的滤泡旁细胞。

原始咽除了分化为上述结构外，其余部分均分化为咽。

数字图片22-3、22-4 原始消化管的演变，消化管的形成

3. 消化管的发生及演变　通过下面两组模型，观察由原始消化管演变而成的消化管各段结构（图22-3、图22-4）。

（1）食管：由原始咽尾侧的一段前肠分化而来。

胚胎第4周，食管很短（图22-3B），此后其不断伸长（图22-3D），同时伴有上皮增生，由单层变为复层，致使管腔变窄甚至闭锁。但至第8周，管腔又逐渐扩大。

（2）胃：食管尾侧的前肠部分发育成胃。

模型讲解22-2 原始消化管的演变

第4周，食管尾侧的前肠部分膨大呈梭形（图22-3B）。之后背侧生长快，形成胃大弯；胃大弯头端膨大形成胃底；腹侧生长慢，形成胃小弯。

第5周，胃位于中线处。此后，以其长轴为轴进行顺时针旋转90°，使胃小弯由腹侧转向右侧，胃大弯由背侧转向左侧；同时，胃的纵轴也由原来的垂直方位变为从左上向右下的斜行方位（图22-3D、图22-4）。

胃末端的前肠发育为十二指肠的近侧段。

（3）肠：肠管由胃以下的原始消化管分化而成。

中肠起初是一简单直管（图22-3B），由于其生长速度远快于胚体，5周时形成"U"字形的中肠袢。肠袢顶点为卵黄蒂，卵黄蒂头侧的肠袢称头支，尾侧的部分称尾支（图22-3D、图22-4A）。

第6周初，中肠袢突入脐腔，肠袢在脐腔中继续增长并发生旋转。肠袢在脐腔中以肠系膜上

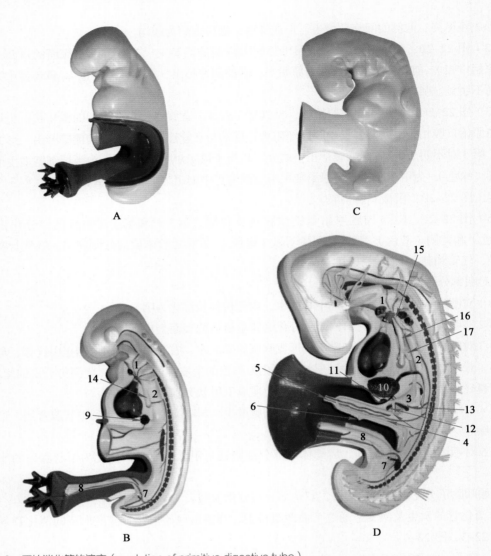

图 22-3　原始消化管的演变（evolution of primitive digestive tube）
1. 原始咽（primary pharynx）；2. 食管（esophagus）；3. 胃（stomach）；4. 中肠袢（midgut loop）；5. 卵黄蒂（yolk stalk）；6. 盲肠突（caecal swelling）；7. 泄殖腔（cloaca）；8. 尿囊（allantois）；9. 肝憩室（hepatic diverticulum）；10. 肝原基（liver primordium）；11. 胆原基（gallbladder primordium）；12. 腹胰芽（ventral pancreatic bud）；13. 背胰芽（dorsal pancreatic bud）；14. 喉气管憩室（laryngotracheal diverticulum）；15. 喉（larynx）；16. 气管（trachea）；17. 肺芽（lung bud）

动脉为轴心逆时针旋转 90°，使肠袢由矢状方向转向水平方向。同时中肠袢头支生长迅速，形成空肠和回肠的大部；尾支生长慢，肠袢尾支上出现盲肠突（图 22-4A）。

　　第 10 周，随胚胎发育腹腔扩大，肠袢退回腹腔。退回时头支在先，尾支在后，并继续逆时针旋转 180°，使头支转至左侧，尾支转至右侧。肠袢退回腹腔的初期，空肠和回肠位居腹腔中部；把原来位于腹腔内的后肠推向左侧，成为横结肠的左侧 1/3 和降结肠。盲肠突尾端的中肠发育为横结肠的右侧 2/3。此时，盲肠突位置较高，位于右上腹，在肝的下方（图 22-4B）。

　　之后，盲肠突从肝下方下降至右髂窝，升结肠随之形成。盲肠突的近侧份膨大形成盲肠，远侧份缩小成为阑尾（图 22-4C）。

　　直肠和肛管由泄殖腔分隔、分化而成。泄殖腔是后肠末端的膨大部分。其腹侧与尿囊相连，

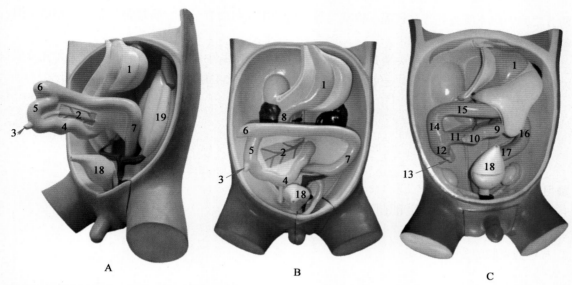

图 22-4　消化管的形成（formation of digestive tract）
1. 胃（stomach）; 2. 肠系膜上动脉（superior mesenteric artery）; 3. 卵黄蒂（yolk stalk）; 4. 中肠袢头支
（cephalic limb of midgut loop）; 5. 中肠袢尾支（caudal limb of midgut loop）; 6. 盲肠突（caecal swelling）;
7. 后肠（hindgut）; 8. 十二指肠近侧段（proximal part of duodenum）; 9. 空肠（jejunum）; 10. 回肠近侧段
（proximal part of ileum）; 11. 回肠远侧段（distal part of ileum）; 12. 盲肠（cecum）; 13. 阑尾（appendix）;
14. 升结肠（ascending colon）; 15. 横结肠（transverse colon）; 16. 降结肠（descending colon）; 17. 乙
状结肠（sigmoid colon）; 18. 膀胱（bladder）; 19. 中肾（mesonephros）

尾端由泄殖腔膜封闭（图 22-3B、D）。第 6 ~ 7 周，尿囊与后肠之间的间充质增生形成尿直肠
隔，将泄殖腔分隔为腹侧的尿生殖窦和背侧的原始直肠。尿生殖窦主要分化为膀胱和尿道；原始
直肠分化为直肠和肛管上段。泄殖腔膜也被分为腹侧的尿生殖膜和背侧的肛膜。肛膜外周有一浅
凹称肛凹，以后演变为肛管下段。肛管上段上皮来自内胚层，下段的上皮来自外胚层，两者之间
的分界线为齿状线。

　　4. 肝、胆和胰的发生

　　（1）肝、胆囊：第 4 周初，前肠末端有一囊状突起，为肝憩室，是肝与胆的原基（图 22-
3B）。肝憩室伸入原始横隔内，并且末端膨大分为头、尾两支。头支较大，为肝原基，分化发育
形成肝；尾支较小，发育为胆囊和胆囊管。肝憩室的基部发育成为胆总管。胆总管最初连于十二
指肠袢的腹侧壁，其开口最终转向十二指肠的背侧壁（图 22-3D）。

　　（2）胰：十二指肠原基的背、腹两侧各生一囊状突起，背侧的略高于肝憩室为背胰，腹侧为
腹胰（图 22-3D）。而后腹胰转向背侧与背胰融合，腹胰构成胰头的下份，背胰构成胰头的上份、
胰体和胰尾；其导管也相继愈合，腹胰管与背胰管远侧段相连，形成主胰管，主胰管与胆总管汇
合通入十二指肠大乳头。背胰管的近侧段或退化或形成副胰管，开口于十二指肠小乳头。胰腺原
基的部分上皮细胞分化为胰岛。

四、呼吸系统的发生

　　除鼻腔上皮来自外胚层外，呼吸系统上皮均由原始消化管内胚层分化而来。
　　第 4 周，原始咽尾端腹侧壁正中突出一长管状盲囊，为喉气管憩室。该憩室位于食管腹侧，

模型讲解 22-3
呼吸系统的发生

两者之间的间充质为气管食管隔，将喉气管憩室的尾端与食管分开，头端仍与原始咽相通（图 22-2C、图 22-3B）。

第5周，喉气管憩室的头端开口于咽的部分发育为喉；中段发育为气管；末端膨大并分成左、右两支，称肺芽，发育为支气管和肺（图 22-2E、图 22-3D）。

（马海英 郭丽娜）

复习思考题

1. 归纳总结哪些器官的发生和前肠的演变相关。

2. 描述生理性脐疝。

3. 描述泄殖腔的分隔及演变。

数字课程学习……

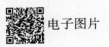 电子图片　　 图片自测　　📺 教学 PPT　　👤 知识拓展

第二十三章
泌尿系统和生殖系统的发生

关键词

尿生殖嵴（urogenital ridge） 生殖腺嵴（gonadal ridge） 中肾嵴（mesonephric ridge） 前肾（pronephros） 中肾（mesonephros） 后肾（metanephros）尿生殖窦（urogenital sinus） 输尿管芽（ureteric bud） 生后肾原基（metanephrogenic blastema） 初级性索（primary sex cord） 次级性索（secondary sex cord） 中肾管（mesonephric duct） 中肾旁管（paramesonephric duct）

  泌尿系统和生殖系统众多器官的原基来自共同的胚层——间介中胚层。间介中胚层通过演变发育成形态与功能各异的器官。在其发育和演变过程中，致病因素会影响这些器官的发育，导致先天畸形的发生。

导学微课（第二十三章）

一、实验重点

模型辨认：

1. 中肾嵴、生殖腺嵴、泄殖腔、输尿管芽、生后肾原基、中肾管、尿生殖窦、原始直肠、膀胱。

2. 卵黄囊、尿囊、原始生殖细胞、后肠。

3. 中肾旁管、中肾管、初级性索。

4. 生精小管、睾丸网、睾丸、引带、鞘突。

5. 次级性索、原始卵泡。

二、模型观察

数字图片 23-1
泌尿系统的发生 Ⅰ

数字图片 23-2
泌尿生殖系统发生 Ⅱ

胚胎发育第 4 周，体节外侧的间介中胚层与体节分离，头段呈节段性生长，称生肾节，为前肾的原基；尾段不分节，称生肾索。第 4 周末，生肾索增生，在胚体后壁形成左右对称的两条纵行的隆起，称尿生殖嵴（urogenital ridge）（图 23-1），为中肾、后肾、生殖腺及泌尿、生殖管道的原基。尿生殖嵴进一步发育，中间出现一条纵沟，将其分为内侧短而细的生殖腺嵴（gonadal ridge）和外侧长而粗的中肾嵴（mesonephric ridge）（图 23-2）。

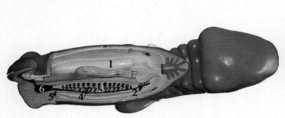

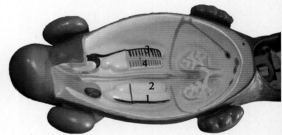

图 23-1　泌尿系统的发生 Ⅰ（development of urinary system Ⅰ）
1. 尿生殖嵴（urogenital ridge）；2. 前肾（pronephros）；3. 中肾（mesonephros）；4. 中肾小管（mesonephric tubule）；5. 中肾管（mesonephric duct）；6. 后肾（metanephros）

图 23-2　泌尿系统发生 Ⅱ（development of urinary system Ⅱ）
1. 中肾嵴（mesonephric ridge）；2. 生殖腺嵴（gonadal ridge）；3. 中肾小管（mesonephric tubule）；4. 初级性索（primary sex cord）

（一）泌尿系统的发生

1. 肾和输尿管的发生　人胚发生过程中相继出现前肾、中肾和后肾，后肾是人体的永久肾。

（1）前肾（pronephros）：第 4 周初，在生肾节内，从头至尾先后形成 7～10 对横行的细胞索，之后细胞索形成中空的小管，称前肾小管（pronephric tubule）。前肾小管内侧端开口于胚内体腔，外侧端相互连通成一条纵行管道，称前肾管（pronephric duct）。前肾小管很快退化消失，前肾管大部分保留并向尾部延伸。第 4 周末，前肾退化（图 23-1）。

（2）中肾（mesonephros）：第 4 周末，前肾管向尾部延伸，变为中肾管（mesonephric duct）。在中肾嵴内从头至尾相继发生约 80 对呈 S 形的中肾小管（mesonephric tubule）。中肾小管横向排列（图 23-2），其内侧端膨大，内陷形成双层杯状的肾小囊，囊内有从背主动脉分支而来的毛细血管球，两者共同组成肾小体；其外侧端通入纵行的中肾管。中肾管继续向尾端延伸，从背外侧通入泄殖腔。中肾小管在女性全部退化消失；在男性则残留尾端小部分的中肾小管及中肾管，演变为男性排精管道。

（3）后肾（metanephros）：发生于第5周初，起源于输尿管芽（ureteric bud）和生后肾原基（metanephrogenic blastema）两部分，形成人体的永久肾（图23-3）。

数字图片 23-3
泌尿系统的发生 III

中肾管尾侧段近泄殖腔处，向背外侧头端伸出一盲管，称输尿管芽，输尿管芽向头背方伸长，反复分支，演变成输尿管、肾盂、肾盏及集合小管（图23-4）。

数字图片 23-4
泌尿系统的发生 IV

输尿管芽顶端，呈帽状包围在输尿管芽外的是生后肾组织；外周部分将分化形成肾的被膜，内侧部分在集合小管的诱导下形成多个细胞团。细胞团继而分化成小泡，小泡再伸长形成S形的小管。小管一端与集合小管接通，另一端膨大、内陷形成肾小囊，毛细血管伸入其中形成血管

模型讲解 23-1
后肾的发生与泄殖腔的分隔

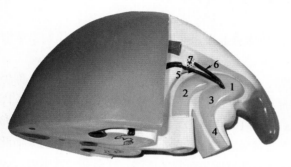

图 23-3　泌尿系统的发生 III（development of urinary system III）
1. 泄殖腔（cloaca）；2. 后肠（hindgut）；3. 尿生殖窦（urogenital sinus）；4. 尿囊（allantois）；5. 中肾管（mesonephric duct）；6. 输尿管芽（ureteric bud）；7. 生后肾原基（metanephrogenic blastema）

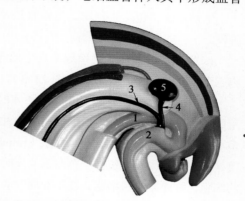

图 23-4　泌尿系统的发生 IV（development of urinary system IV）
1. 后肠（hindgut）；2. 尿生殖窦（urogenital sinus）；3. 中肾管（mesonephric duct）；4. 输尿管（ureter）；5. 肾（kidney）

球，两者共同组成肾小体。S形小管增长并形成近端小管、髓袢、远端小管，与肾小体共同构成肾单位。

后肾原始位置较低（图23-5、图23-6），位于盆腔，随着胎儿的生长和输尿管芽的伸展，肾上升至腰部并且发生转位，肾门由朝向腹侧转向内侧。

数字图片 23-5、23-6
泌尿系统的发生 V、VI

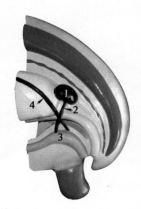

图 23-5　泌尿系统的发生 V（development of urinary system V）
1. 肾（kidney）；2. 输尿管（ureter）；3. 膀胱（bladder）；4. 中肾管（mesonephric duct）

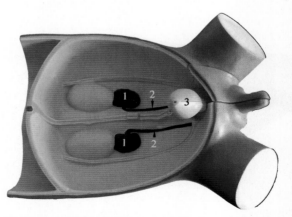

图 23-6　泌尿系统的发生 VI（development of urinary system VI）
1. 肾（kidney）；2. 输尿管（ureter）；3. 膀胱（bladder）

2. 膀胱和尿道的发生　胚胎第 4～7 周时，泄殖腔被尿直肠隔分为背侧的原始直肠和腹侧的尿生殖窦（图 23-5、图 23-6）。尿生殖窦又可分为三段：

（1）上段：较膨大，发育为膀胱，随着膀胱的扩大，中肾管的尾端并入膀胱壁内，输尿管及中肾管分别开口于膀胱。

（2）中段：比较窄，在女性形成尿道上段，男性形成尿道的前列腺部和膜部，原来通入膀胱的中肾管继续向尾侧生长移至尿道前列腺部。

（3）下段：在女性形成尿道下段和阴道前庭，男性则形成尿道的海绵体部。

（二）生殖系统的发生

生殖系统（包括生殖腺、生殖管道及外生殖器）在发生中均可分为未分化期和分化期两个阶段。

数字图片 23-7、23-8
生殖系统的发生 I 、Ⅱ

1. 生殖腺的发生　生殖腺来自生殖腺嵴表面的体腔上皮、上皮深面的间充质及原始生殖细胞三个不同的部分（图 23-7、图 23-8）。

（1）未分化期：人胚第 5 周，胚体的腹后壁，左、右中肾的内侧出现两条纵行隆起，称生殖腺嵴（图 23-7、图 23-8）。第 6 周，生殖腺嵴表面上皮向其下方间充质内增生伸入，形成许多不规则上皮细胞索，称初级性索（primary sex cord）（图 23-2），此时还不能区分是睾丸还是卵巢，故称之为原始生殖腺。胚胎第 4 周时，位于卵黄囊后壁近尿囊处有许多源于内胚层的大而圆的细胞，称原始生殖细胞；在第 6 周时经背侧肠系膜陆续向生殖腺嵴迁移，迁至初级性索内。

（2）睾丸的发生：第 7 周时，在睾丸决定因子诱导下，初级性索与表面上皮分离，向深部增生，形成许多细长弯曲的睾丸索（testis cord），后演化为生精小管和睾丸网。生精小管内的生精细胞来自迁入的原始生殖细胞，支持细胞来自初级性索上皮。生精小管之间的间充质分化为睾丸间质和睾丸间质细胞，后者分泌雄激素。第 8 周时，表面上皮下方的间充质形成一层结缔组织，即白膜。生精小管之间的间充质分化为间质和间质细胞（图 23-9）。

数字图片 23-9
生殖系统的发生 Ⅲ

（3）卵巢的发生：第 10 周时，初级性索大部分退化消失，生殖腺嵴表面上皮又形成次级性索（secondary sex cord），又称皮质索。在第 16 周时，皮质索断裂成许多孤立的细胞团，即原始

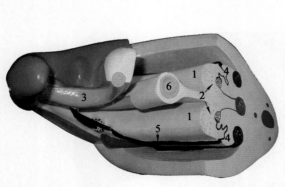

图 23-7　生殖系统的发生 I（development of genital system I）
1. 生殖腺嵴（gonadal ridge）；2. 原始生殖细胞（primordial germ cell）；3. 尿生殖窦（urogenital sinus）；4. 中肾嵴（mesonephric ridge）；5. 中肾管（mesonephric duct）；6. 后肠（hindgut）

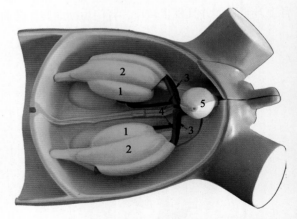

图 23-8　生殖系统的发生 Ⅱ（development of genital system Ⅱ）
1. 生殖腺嵴（gonadal ridge）；2. 中肾嵴（mesonephric ridge）；3. 中肾管（mesonephric duct）；4. 中肾旁管（paramesonephric duct）；5. 膀胱（bladder）

卵泡（图 23-9）。其中卵原细胞由原始生殖细胞分化而来，卵泡细胞是由皮质索细胞分化而来。出生时卵巢有 100 万～200 万个原始卵泡，其中的卵原细胞已分化为初级卵母细胞，并停留在第一次减数分裂前期。卵泡周围的间充质分化为卵巢的间质，表面上皮下方的间充质形成薄层的白膜。

　　（4）睾丸和卵巢的下降：生殖腺最初位于后腹壁的上方，随着其尾端引带的相对缩短，生殖腺下降。第 3 个月时，生殖腺位于盆腔，卵巢即停留在骨盆缘稍下方，睾丸则继续下降，于第 7～8 个月时抵达阴囊（图 23-10）。

数字图片 23-10
生殖系统的发生 IV

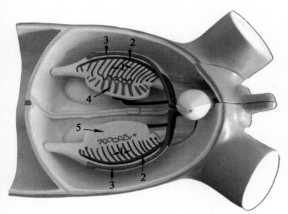

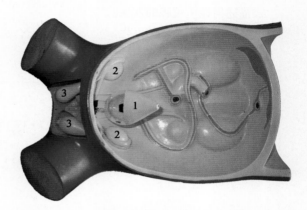

图 23-9　生殖系统的发生 III（development of genital system III）
1. 中肾小管（mesonephric tubule）；2. 中肾管（mesonephric duct）；3. 中肾旁管（paramesonephric duct）；4. 生精小管（seminiferous tubule）；5. 原始卵泡（primordial follicle）

图 23-10　生殖系统的发生 IV（development of genital system IV）
1. 膀胱（bladder）；2. 睾丸（testis）；3. 鞘突（vaginal process）

2. 生殖管道的发生

　　（1）未分化期：第 6 周时，两套生殖管道并存，即中肾管和中肾旁管。中肾旁管（paramesonephric duct）又称米勒管，是由中肾外侧体腔上皮凹陷形成纵沟，进而边缘愈合形成的，其上段与中肾管平行走行，位于外侧；中段则越过中肾管的腹侧面，到达中肾管的内侧；下段左、右两侧在中线愈合，其尾端突入尿生殖窦的背侧壁，形成一隆起，称为窦结节（sinus tubercle）。中肾管在窦结节的两侧通入尿生殖窦（图 23-9）。

　　（2）男性生殖管道的发生与分化：若生殖腺分化为睾丸，间质细胞分泌的雄激素促进中肾管发育，同时支持细胞产生抗中肾旁管激素抑制中肾旁管的发育，使其退化。雄激素促使与睾丸相邻的十几条中肾小管发育为附睾的输出小管（图 23-9），中肾管头端增长弯曲成附睾管，中段变直形成输精管，尾端成为射精管和精囊。

　　（3）女性生殖管道的发生与分化：生殖腺分化为卵巢时，中肾旁管发育，中肾管退化，中肾旁管的头段发育成输卵管，尾段愈合发育成子宫及阴道穹（图 23-11）。阴道的其余部

数字图片 23-11
生殖系统的发生 V

模型讲解 23-2
生殖腺与生殖管道的发生

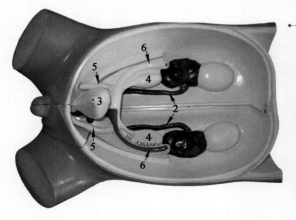

图 23-11　生殖系统的发生 V（development of genital system V）
1. 肾（kidney）；2. 输尿管（ureter）；3. 膀胱（bladder）；4. 睾丸（testis）/卵巢（ovary）；5. 引带（gubernaculum）；6. 中肾旁管（paramesonephric duct）

分则由尿生殖窦后壁的窦结节增生而成的阴道板形成。阴道板起初为实心结构，在胚胎第5个月时，演变成管道，内端与子宫相通，外端与尿生殖窦腔之间有处女膜相隔。

（王秀丽　丁艳芳）

复习思考题

1. 描述后肾的发生。
2. 描述男性生殖腺的发生。
3. 描述女性生殖腺的发生。

数字课程学习……

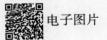电子图片　　图片自测　　💻教学PPT　　👤≡知识拓展

第二十四章

循环系统的发生

关键词

血岛（blood island） 心管（cardiac tube） 球室袢（bulboventricular loop） 第一房间隔（septum primum） 第二房间隔（septum secundum） 心内膜垫（endo-cardial cushion） 第一房间孔（foramen primum） 第二房间孔（foramen secun-dum） 卵圆孔（foramen ovale） 室间隔肌部（muscular part of interventricular septum） 室间隔膜部（membranous part of interventricular septum） 室间孔（interventricular foramen）

　　心血管系统是胚胎较早发生并执行功能的系统。血液循环于胚胎第 3 周末开始，为胚胎发育提供高效的物质交换及代谢方式。心血管系统由中胚层发育而来，发育过程中血流动力学受遗传、出生等因素影响而变化，早期形成的左右对称的心血管系统经过生长、合并等过程不断改建成为非对称布局。因形成过程复杂、影响因素较多，心血管系统发生先天性畸形的概率较大。

 导学微课（第二十四章）

一、实验重点

模型辨认：

1. 血岛。

2. 动脉干、心球、心室、心房、静脉窦、冠状窦、左房斜静脉根部。

3. 第一房间隔、第二房间隔、心内膜垫、第一房间孔、第二房间孔、卵圆孔、室间隔肌部、室间隔膜部、室间孔。

二、模型观察

心血管系统是胚胎最早执行功能的系统（3周末），早期心血管为左右对称的内皮性管道。

（一）早期心血管系统的建立

1. 原始血细胞的发生　卵黄囊壁间充质细胞增殖分化，聚集成细胞团——血岛（图24-1），其中间部细胞分化成原始血细胞（造血干细胞），周围部细胞分化为内皮。

胚内间充质细胞增殖分化形成胚内原始血管。3周时胚内与胚外血管彼此相连，形成早期血管通路。第3周时的原始心血管共有10组：①原始心管1对，随后合并为1条；②腹主动脉1对，随后合并为主动脉囊；③背主动脉1对，在咽以下合并为1条；④弓动脉（走行于鳃弓）先后出现6对；⑤卵黄动脉若干对；⑥脐静脉1对；⑦脐动脉1对；⑧卵黄静脉1对；⑨前主静脉1对；⑩后主静脉1对，两侧前、后主静脉在近心管处合并形成左、右总主静脉。

2. 心脏发生

（1）心管发生：来自口咽膜头侧的中胚层间充质。初起形成一对生心索，中空形成一对生心管，后合并为一条生心管。心管背侧间充质分化形成围心腔。在形态变化的同时，头褶使心管由口咽膜头侧转至胚体腹侧（转180°），围心腔由心管背侧转至心管腹侧，围心腔形成心包腔；4周左右胚体侧褶使两条心管合并为一条，同时围心腔向心管背侧扩展包绕，形成心背系膜，后来心背系膜中央部消失，形成心包横窦，于是心管游离于心包腔中。此时心管可区分为动脉干、心球、心室、心房及静脉窦。心管融合后内皮管道形成心内膜，其周围的中胚层分化为心肌、心外

数字图片24-1
循环系统的发生

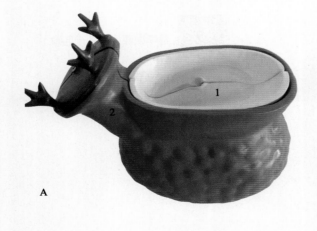
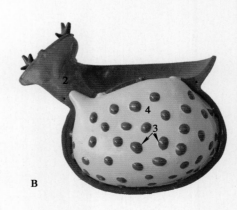

图24-1　血岛（blood island）

1. 上胚层（epiblast）;
2. 体蒂（body stalk）;
3. 血岛（blood island）;
4. 卵黄囊（yolk sac）

A　　　B

膜，共同构成原始心脏。其头端与腹主动脉相连，尾端与回心的静脉相续。

（2）心脏外形的演变：融合后的原始心管，自头端可分为心球、心室、心房三个膨大，此时在心房尾端又出现静脉窦，静脉窦末端分为左、右两个角。

由于心脏生长速度比围心腔快，心脏前后端连接的血管比较固定，以及心背系膜中央部消失，因而心脏弯曲生长。在心球与心室之间形成一"U"形袢，称为球室袢，此袢弯向右前侧。

球室袢向腹后（尾）方向扩展，而心房和静脉窦向背前（头）方向发展，此时心脏呈"S"形（图24-2）。

数字图片 24-2
心脏外形的演变 I

心房生长极快，其背方为食管，腹方为心球，因而心房向背腹方向生长受阻，只能向左右方向扩展（图24-3、图24-4），静脉窦脱离原始横隔进入围心腔后位于心房背面尾侧，左、右的卵黄静脉，脐静脉和总主静脉分别汇入静脉窦左、右角（图24-10）。以后由于汇入左、右角的血管演变不同，大量血液流入右角，因此静脉窦右角变大而左角逐渐缩小（图24-11）。

数字图片 24-3、24-4
心脏外形的演变 II、
III

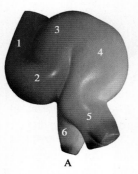
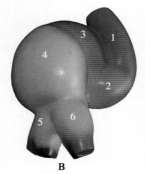

图24-2　心脏外形的演变 I（the evolution of heart shape I）
1. 动脉干（truncus arteriosus）；2. 心球（bulbus cordis）；3. 心室（cardiac ventricle）；4. 心房（cardiac atrium）；5. 静脉窦左角（left horn of sinus venosus）；6. 静脉窦右角（right horn of sinus venosus）

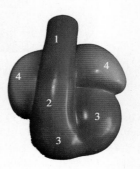

模型讲解 24-1
心脏外形的演变

图24-3　心脏外形的演变 II（the evolution of heart shape II）
1. 动脉干（truncus arteriosus）；
2. 心球（bulbus cordis）；3. 心室（cardiac ventricle）；4. 心房（cardiac atrium）

心球的基部被吸收为心室的一部分（图24-4、图24-5），5周时可见心房位于头侧，心室位于尾侧，心房与心室之间的通路称为房室管，此时心脏外形已具备成体心脏的雏形（图24-5）。

数字图片 24-5
心脏外形的演变 IV
数字图片 24-6
心脏外形的演变 V

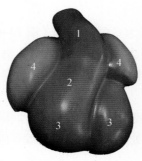

图24-4　心脏外形的演变 III（the evolution of heart shape III）
1. 动脉干（truncus arteriosus）；2. 心球（bulbus cordis）；3. 心室（cardiac ventricle）；4. 心房（cardiac atrium）

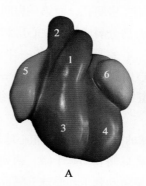
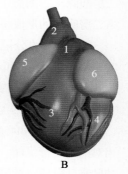

图24-5　心脏外形的演变 IV（the evolution of heart shape IV）
1. 肺动脉干（pulmonary trunk）；2. 主动脉干（truncus aorta）；3. 右心室（right ventricle）；4. 左心室（left ventricle）；5. 右心房（right atrium）；6. 左心房（left atrium）

数字图片 24-7
心脏的分隔 I

（3）心脏的内部分隔

1）房室管的分隔：由于心房和心室的发育使房室间的缩窄变得更为明显，在房室间形成一条狭窄的通道，即房室管。在房室管背侧和腹侧壁的正中线上，心内膜组织增厚，形成背腹两个心内膜垫（图 24-6）。在此后的一系列模型上，可观察到背腹两心内膜垫彼此相向生长并逐渐融合，将房室管分隔成左、右房室管。

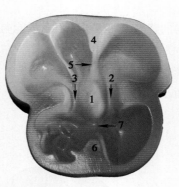

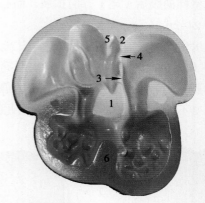

图 24-6　心脏的分隔 I（septation of heart I）
1. 心内膜垫（endocardial cushion）；2. 左房室管（left atrioventricular canal）；3. 右房室管（right atrioventricular canal）；4. 第一房间隔（septum primum）；5. 第一房间孔（foramen primum）；6. 室间隔肌部（muscular part of interventricular septum）；7. 室间孔（interventricular foramen）

图 24-7　心脏的分隔 II（septation of heart II）
1. 心内膜垫（endocardial cushion）；2. 第一房间隔（septum primum）；3. 第一房间孔（foramen primum）；4. 第二房间孔（foramen secundum）；5. 第二房间隔（septum secundum）；6. 室间隔肌部（muscular part of interventricular septum）

2）心房的分隔

数字图片 24-8、24-9
心脏的分隔 II、III

A. 第一房间隔的形成：在心房背侧壁的正中线上发生一镰状隔膜，为第一房间隔（图 24-6），它和心内膜垫之间的孔为第一房间孔（图 24-6）。第一房间隔和心内膜垫逐渐融合，第一房间孔封闭。在第一房间孔封闭前，第一房间隔的头端又发生一孔为第二房间孔（图 24-7、图 24-8）。

数字图片 24-10
心脏的分隔 IV

B. 第二房间隔的形成：在第一房间隔右侧有一新月形隔膜为第二房间隔（图 24-7、图 24-8），它与心内膜垫之间的孔呈卵圆形，即卵圆孔（图 24-9）。卵圆孔位于第二房间孔的尾侧，第二房间隔从右侧盖住第二房间孔，而第一房间隔覆盖卵圆孔的部分成为卵圆孔瓣。第一房间隔和第二房间隔的形成将心房分隔成原始左心房和原始右心房。

3）心室的分隔：心室底壁发生的一半月形的肌性纵隔为室间隔肌部（图 24-6、图 24-7）。室间隔肌部和心内膜垫间起初留有一孔为室间孔（图 24-6），以后室间孔由左、右动脉球嵴尾端的结缔组织和心内膜垫的结缔组织延伸，共同将室间孔封闭，成为室间隔膜部（图 24-8、图 24-9）。

4）动脉干和心球的分隔：动脉干和心球局部的内膜及内膜下部分组织增生，形成两列位置相对的螺旋形纵嵴，称球嵴和动脉干嵴。两列球嵴逐渐于中线处融合，形成一螺旋形隔膜，为主动脉肺动脉隔。此隔膜将动脉干和心球分隔成主动脉和肺动脉。

数字图片 24-11
静脉窦
数字图片 24-12
肺静脉及静脉窦的演变 I

5）静脉窦的演变：静脉窦起初位于原始心房的尾侧，当心管形成"S"形弯曲时，静脉窦的位置上升至心房的背侧，静脉窦的末端分为左、右窦角，分别与同侧的总主静脉、脐静脉和卵黄静脉相连（图 24-10），以后由于左侧的静脉逐渐退化（图 24-11），经右角回心血量增多，右角被吸收并入右心房，成为右心房平滑部（固有部），原始右心房成为右心耳（粗糙部）。

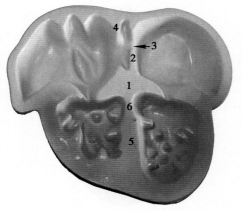

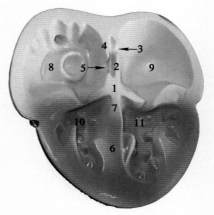

模型讲解 24-2
心脏的分隔

图 24-8　心脏的分隔 III（septation of heart III）
1. 心内膜垫（endocardial cushion）；2. 第一房间隔（septum primum）；3. 第二房间孔（foramen secundum）；4. 第二房间隔（septum secundum）；5. 室间隔肌部（muscular part of interventricular septum）；6. 室间隔膜部（membranous part of interventricular septum）

图 24-9　心脏的分隔 IV（septation of heart IV）
1. 心内膜垫（endocardial cushion）；2. 第一房间隔（septum primum）；3. 第二房间孔（foramen secundum）；4. 第二房间隔（septum secundum）；5. 卵圆孔（foramen ovale）；6. 室间隔肌部（muscular part of interventricular septum）；7. 室间隔膜部（membranous part of interventricular septum）；8. 右心房（right atrium）；9. 左心房（left atrium）；10. 右心室（right ventricle）；11. 左心室（left ventricle）

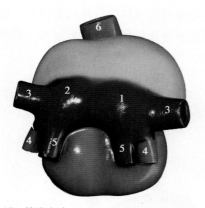

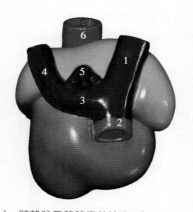

模型讲解 24-3
静脉窦演变

图 24-10　静脉窦（sinus venosus）
1. 静脉窦右角（right horn of sinus venosus）；2. 静脉窦左角（left horn of sinus venosus）；3. 总主静脉（common cardinal vein）；4. 脐静脉（umbilical vein）；5. 卵黄静脉（vitelline vein）；6. 动脉干（truncus arteriosus）

图 24-11　肺静脉及静脉窦的演变 I（development of the pulmonary vein and the sinus venosus I）
1. 上腔静脉（superior vena cava）；2. 下腔静脉（inferior vena cava）；3. 冠状窦（coronary sinus）；4. 左房斜静脉（oblique vein of left atrium）；5. 肺静脉（pulmonary vein）；6. 动脉干（truncus arteriosus）

数字图片 24-13、24-14
肺静脉及静脉窦的演变 II、III

左角退化萎缩，其近端形成冠状窦，远端形成左房斜静脉根部（图 24-11、图 24-12、图 24-13）。

6）原始肺静脉（肺总主静脉）的发生与演变：左心房背侧壁外突形成一条原始肺静脉，进而分支再分支形成 4 条肺静脉（图 24-11、图 24-12、图 24-13）。后来由于左心房扩大，使原始肺静脉及其分支并入左心房，形成左心房平滑部（固有部），原始左心房形成左心耳（粗糙部）。因而成体有 4 条肺静脉开口于左心房。

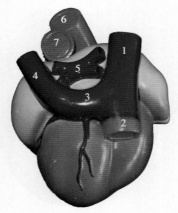

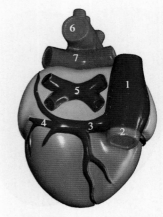

图 24-12 肺静脉及静脉窦的演变 II（development of the pulmonary vein and the sinus venosus II）
1. 上腔静脉（superior vena cava）；2. 下腔静脉（inferior vena cava）；3. 冠状窦（coronary sinus）；4. 左房斜静脉（oblique vein of left atrium）；5. 肺静脉（pulmonary vein）；6. 主动脉干（truncus aorta）；7. 肺动脉干（pulmonary trunk）

图 24-13 肺静脉及静脉窦的演变 III（development of the pulmonary vein and the sinus venosus III）
1. 上腔静脉（superior vena cava）；2. 下腔静脉（inferior vena cava）；3. 冠状窦（coronary sinus）；4. 左房斜静脉（oblique vein of left atrium）；5. 肺静脉（pulmonary vein）；6. 主动脉干（truncus aorta）；7. 肺动脉干（pulmonary trunk）

（二）胎儿血液循环

1. 胎儿血液循环路径（图 24-14A） 胎儿的血液在胎盘内与母体进行物质交换后，经脐静脉入静脉导管，然后汇入下腔静脉；同时，部分血液可经脐静脉的分支进入肝血窦，营养肝组

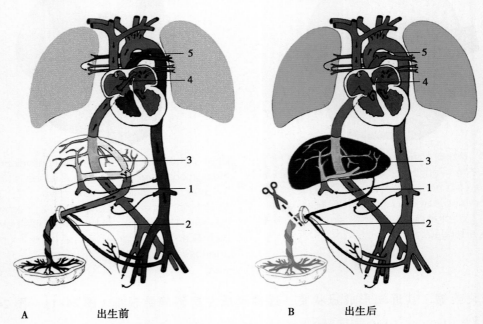

A　　　　出生前　　　　　　　　B　　　　出生后

图 24-14 出生前后血液循环改变（blood circulation before and after birth）
1. 脐静脉（umbilical vein）→肝圆韧带（ligamentum teres hepatis）；
2. 脐动脉（umbilical artery）→脐内侧韧带（medial umbilical ligament）；
3. 静脉导管（ductus venosus）→静脉韧带（ligamentum venosum）；
4. 卵圆孔（foramen ovale）→卵圆窝（fossa ovalis）；
5. 动脉导管（ductus arteriosus）→动脉韧带（arterial ligament）

织；来自肝门静脉的含氧量低的血液也汇入肝血窦，与部分脐静脉的血液混合后，经肝静脉流入下腔静脉。下腔静脉的血液流入右心房后，大部分经卵圆孔流入左心房，再经左心室流入主动脉。主动脉中的大部分血液经主动脉弓的分支流入头颈部和上肢，只有少量血液流入降主动脉。上腔静脉的血液流入右心房，与少量来自下腔静脉的血液一起流入右心室，再入肺动脉干。因肺尚处于静息状态，所以肺动脉干的血液，大部分经动脉导管流入降主动脉。降主动脉中的血液一部分供应躯干和下肢，另一部分经脐动脉流入胎盘，再与母体进行物质交换。

2. 胎儿出生后血液循环的变化（图 24-14B） 胎儿出生后，胎盘血液循环中断，血液循环发生一系列变化。

（1）脐静脉闭锁，成为肝圆韧带。

（2）脐动脉的大部分形成脐内侧韧带，近侧段保留形成膀胱上动脉。

（3）静脉导管退化形成静脉韧带。

（4）出生后脐静脉闭锁，从下腔静脉注入右心房的血液减少，右心房压力降低，同时肺开始呼吸，大量血液由肺静脉回流进入左心房，左心房压力增高，压迫卵圆孔瓣紧贴第二房间隔，使卵圆孔封闭。

（5）动脉导管闭锁成为动脉韧带。

（刘 渤 任 翔）

复习思考题

1. 描述心脏的外形变化。

2. 描述心脏的内部分隔。

数字课程学习……

 电子图片　　 图片自测　　📺 教学 PPT　　👤≣ 知识拓展

第二十五章

神经系统、眼和耳的发生

关键词

神经管（neural tube） 脑泡（brain vesicle） 视泡（optic vesicle） 听泡（otic vesicle） 无脑畸形（anencephaly）

　　神经系统起源于神经外胚层。神经外胚层分化成神经管和神经嵴。神经管主要演变为脑、脊髓、神经垂体、松果体和视网膜等，神经嵴主要演变为神经节、周围神经和肾上腺髓质等。

　　眼发生的原基为视泡，视泡主要来源于神经外胚层，还有表面外胚层和间充质的参与。耳发生的原基为听泡，听泡主要来源于表面外胚层，还有内胚层和间充质的参与。

导学微课（第二十五章）

一、目的与要求

1. 了解脑泡的发生、演变及与之有关的先天性畸形。
2. 了解眼的发生及与之有关的先天性畸形。
3. 了解耳的发生及与之有关的先天性畸形。

二、模型观察

数字图片 25-1
神经管的发生

模型讲解 25-1
神经管的形成与分化

（一）脑的发生

1. 4 周人胚模型　图 25-1 显示神经管的发生。

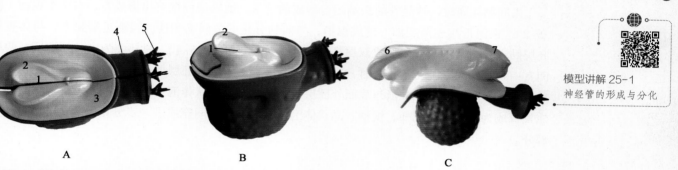

图 25-1　神经管的发生（development of neural tube）
A. 表面观　B. 侧面观　C. 侧面观
1. 神经沟（neural groove）；2. 神经褶（neural fold）；3. 羊膜（amnion）；4. 胚外中胚层（extraembryonic mesoderm）；5. 绒毛（villus）；6. 前神经孔（anterior neuropore）；7. 后神经孔（posterior neuropore）

数字图片 25-2
三个脑泡的发生

2. 胚胎脑泡模型　观察脑泡的演变。

（1）三脑泡时期模型（图 25-2）：人胚第 4 周末，神经管头段依次分出前脑泡、中脑泡和菱脑泡。在前脑泡两侧有眼泡发生。中脑泡突向背侧部位的弯曲称中脑曲，菱脑泡内的弯曲称为颈曲。

（2）五脑泡时期模型（图 25-3）：人胚第 5 周，前脑泡的头端向两侧膨大，形成左右端脑；前脑泡的尾端发育成间脑。中脑泡演变成中脑。菱脑泡发育为头侧的后脑和尾侧的末脑。至此，从头至尾依次分出端脑、间脑、中脑、后脑、末脑。随后，左右端脑将演变为左右大脑半球，后脑演变为脑桥和小脑，末脑演变为延髓。脑泡的纵切面上可见脑室腔。视杯位于间脑侧壁。

数字图片 25-3
五个脑泡的发生

（3）大脑半球的发育：由端脑向后、向上、向前呈弧形膨大，将其他脑部遮盖，成为大脑半球，5 个月人胚大脑半球表面仍光滑，难见沟回。

（4）小脑的发育：5 个月人胚已形成小脑半球，由后脑的背侧部分形成。

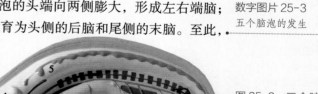

图 25-2　三个脑泡的发生（development of three brain vesicles）
1. 视泡（optic vesicle）；
2. 前脑泡（forebrain vesicle）；3. 中脑泡（midbrain vesicle）；
4. 菱脑泡（rhomben-cephalon vesicle）；
5. 神经管（neural tube）

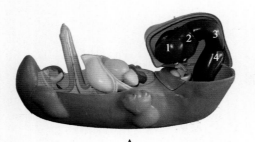
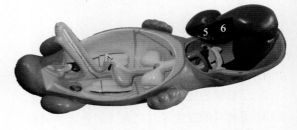

图 25-3　五个脑泡的发生（development of five brain vesicles）
1. 大脑半球（cerebral hemisphere）；2. 间脑（diencephalon）；3. 中脑（mesencephalon）；4. 后脑（metencephalon）；5. 侧脑室（lateral ventricle）；6. 第三脑室（third ventricle）

（二）眼的发生

人胚第 4 周时，神经管的头端闭合形成前脑泡。前脑泡侧壁突出形成左、右两个视泡（图 25-2），视泡近端逐渐变细，形成视柄，与前脑分化成的间脑相连。视泡远端膨大，与体表外胚层贴近，然后逐渐内陷形成双层杯状结构，为视杯（图 25-4）。视杯分为内、外两层，两层间有一狭窄的视泡腔。与此同时，视泡诱导其外侧的表面外胚层增生变厚，形成晶状体板。随后晶状体板陷入视杯，并渐与表面外胚层脱离，发育成晶状体泡。视杯与晶状体泡之间的间充质发育成为玻璃体。视杯、视柄、晶状体泡及它们周围的间充质进一步分化发育，形成眼的各部分。

图 25-4　视杯的发生（development of optic cup）
1. 端脑（telencephalon）；2. 视杯（optic cup）；3. 间脑（diencephalon）；4. 中脑（mesencephalon）；5. 后脑（metencephalon）；6. 脊神经节（spinal ganglion）；7. 脊神经（spinal nerve）；8. 末脑（myelencephalon）

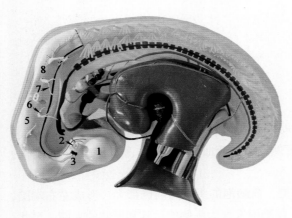

（三）耳的发生

耳分为内耳、中耳和外耳。内耳来自头部表面外胚层形成的听板；听板向其下方间充质内陷，形成听窝；听窝最终闭合并与表面外胚层分离，形成一对囊状的听泡。听泡将演变为内耳膜迷路。第 3 个月时，膜迷路周围的间充质分化成一个软骨性囊，包绕膜迷路。约在第 5 个月时，软骨性囊骨化成骨迷路。中耳来自内胚层形成的第 1 对咽囊。外耳来自第 1 鳃沟及围绕鳃沟的 6 个结节状隆起，即耳丘。

（四）胚胎发育畸形

1. 神经管缺陷　前神经孔未闭会形成无脑畸形（图 25-5），常伴有颅顶骨发育不全，称露脑；后神经孔未闭会形成脊髓裂，常伴有相应节段的脊柱裂。前后神经孔都未闭导致无脑畸形伴脊髓裂和脊柱裂（图 25-6）。

2. 眼的畸形　眼的发生是从两侧向中央聚集的过程，双眼在聚集过程中离得太近导致组织融合形成单眼，常伴随柱鼻畸形。鼻下降过程中受阻于单眼，而位于眼睛上方（图 25-7）。

3. 耳的畸形　胚胎耳发生位置很低，而后上升至正常的解剖位。若在上升过程中受阻，或因其他原因停止上升，可导致位置异常。常表现为低位耳（图 25-8）。

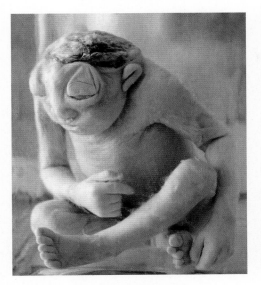

图 25-5　无脑畸形（anencephaly）

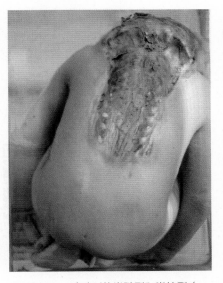

图 25-6　无脑畸形伴脊髓裂和脊柱裂（anencephaly with myeloschisis and spinal bifida）

数字切片 25-8
低位耳

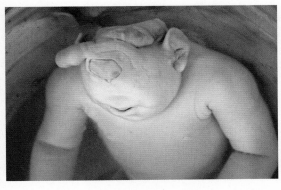

图 25-7　单眼伴柱鼻畸形（cyclopia with columnar nasal deformity）

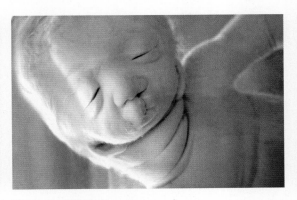

图 25-8　低位耳（low-set ears）

（赵　慧）

复习思考题

1. 试述神经管的形成及其头段的演变。

2. 试述视泡的形成和演变。

3. 试述听泡的形成和演变。

数字课程学习⋯⋯

电子图片　图片自测　📺 教学 PPT　　👤三 知识拓展

主要参考文献

中英文名词对照索引

郑重声明

高等教育出版社依法对本书享有专有出版权。任何未经许可的复制、销售行为均违反《中华人民共和国著作权法》，其行为人将承担相应的民事责任和行政责任；构成犯罪的，将被依法追究刑事责任。为了维护市场秩序，保护读者的合法权益，避免读者误用盗版书造成不良后果，我社将配合行政执法部门和司法机关对违法犯罪的单位和个人进行严厉打击。社会各界人士如发现上述侵权行为，希望及时举报，我社将奖励举报有功人员。

反盗版举报电话　　(010) 58581999　58582371
反盗版举报邮箱　　dd@hep.com.cn
通信地址　北京市西城区德外大街4号　高等教育出版社知识产权与法律事务部
邮政编码　100120

读者意见反馈

为收集对教材的意见建议，进一步完善教材编写并做好服务工作，读者可将对本教材的意见建议通过如下渠道反馈至我社。

咨询电话　400-810-0598
反馈邮箱　gjdzfwb@pub.hep.cn
通信地址　北京市朝阳区惠新东街4号富盛大厦1座　高等教育出版社总编辑办公室
邮政编码　100029

防伪查询说明

用户购书后刮开封底防伪涂层，使用手机微信等软件扫描二维码，会跳转至防伪查询网页，获得所购图书详细信息。

防伪客服电话　(010) 58582300